药物化学实验

主审　何黎琴　李家明

主编　胡海霞　黄　鹏

中国科学技术大学出版社

内 容 简 介

本书是药物化学、药物合成反应等课程的配套实验教材。遵循以生为本的宗旨，立足于药物化学学科特点，结合中医药院校特色，围绕"中药创新人才培养"与"药物化学课程群一体化建设项目"进行编写，以药物合成基本操作训练为基础，以创新药物合成为拓展，结合编写组成员的部分科研成果，特别增加了"中药活性成分提取分离及纯化""中药活性小分子结构修饰与改造"以及"Hantzsch反应改良"等开放设计性试验项目；"知识拓展"模块涉及药物设计思路剖析、反应活性探究以及药物合成工艺路线优劣评价等内容，呈现了内容的多维性。共收入23个药物化学合成实验项目以供选做。

本教材适用于高等医药院校药学、药物制剂、制药工程、生物制药等相关专业的实验教学，也可供药学和化学相关专业研究工作者参考。

图书在版编目(CIP)数据

药物化学实验/胡海霞,黄鹏主编.—合肥:中国科学技术大学出版社,2021.7
ISBN 978-7-312-05206-4

Ⅰ.药… Ⅱ.①胡… ②黄… Ⅲ.药物化学—化学实验—高等学校—教材
Ⅳ.R914-33

中国版本图书馆 CIP 数据核字(2021)第 068832 号

药物化学实验

YAOWU HUAXUE SHIYAN

出版	中国科学技术大学出版社
	安徽省合肥市金寨路 96 号,230026
	http://press.ustc.edu.cn
	https://zgkxjsdxcbs.tmall.com
印刷	安徽省瑞隆印务有限公司
发行	中国科学技术大学出版社
经销	全国新华书店
开本	710 mm×1000 mm 1/16
印张	9.25
字数	166 千
版次	2021 年 7 月第 1 版
印次	2021 年 7 月第 1 次印刷
定价	30.00 元

本书编委会

主　编　胡海霞　黄　鹏

副主编　张艳春　钟国琛　阮班锋

编　委　(以姓氏笔画为序)

马晓东（安徽中医药大学）

王　强（安徽科技学院）

王　杰（蚌埠医学院）

方　方（安徽中医药大学）

阮班锋（合肥学院）

陈乃东（皖西学院）

张艳春（安徽中医药大学）

程孝中（合肥师范学院）

钟国琛（安徽中医药大学）

胡海霞（安徽中医药大学）

秦　瑛（安徽中医药大学）

栗进才（亳州职业技术学院）

黄伟军（安徽中医药大学）

黄　鹏（安徽中医药大学）

戴　一（安徽新华学院）

前　　言

　　本书紧密围绕教育部药学类专业建设和地方高水平大学建设目标要求编写而成,旨在突出药学、制药工程、生物制药、药剂等专业特色,彰显药物化学课程实验教学改革成果,明确学习目标和学习重点,重点强调理论结合实践,以期培养高素质复合型的药学人才,满足医药行业对药学类本科人才的需求。药物化学是一门发现新药和创制新药的学科,亦是一门多学科交叉的课程。药物合成反应是药物化学的基础课程,主要针对常见药物的合成反应,为创新分子实体的研究和开发奠定基础。药物化学实验是药物化学学习的一门实验性课程,其实验内容主要是药物合成反应,通过实验教学,可以让学生综合运用有机化学与药物合成反应的基本知识和操作技能,掌握现代科学实验方法、药物合成原理、有机化学实验基本操作,从而提升学生药物合成的基本操作技能。

　　本书在验证性实验的基础上,立足中医药院校特色,不仅增加了中药活性小分子结构修饰与改造方面的内容,还增加了设计性实验和综合性实验,目的在于引导学生独立完成文献查阅、设计合成路线,并提高基本实验操作能力。通过设计性实验和综合性实验的锻炼,培养学生树立中药创新思维,锻炼学生独立实验操作能力以及运用药物化学理论和有关基础与专业知识解决实际问题的能力,为今后从事药物合成、新药开发和药学相关研究夯实基础。

　　本书汇集了安徽中医药大学、蚌埠医学院、皖西学院、合肥学院、合肥师范学院、安徽科技学院、安徽新华学院等安徽省内高等医药院校从事药物化学实验教学的一线教师们的辛勤劳动和智慧结晶,在此对各位编者付出的心血表示感谢。特别感谢安徽中医药大学王效山教授在编写过程中的大力支持和无私奉献！同时十分感谢中国科学技术大学出版社对本教材出版给予的支持和指导。然而在科技高速发展的时代,编者知识及精力有限,书中难免存在不足之处,恳请广大师生在使用过程中提出宝贵意见,以促进本教材不断改进与提升。

编　者

2021 年 2 月

目 录

第一章　实验基础知识

一、实验室规则

药物化学、药物合成反应及制药工艺学是实践性很强的学科,实验操作技能是课程学习中的重要内容之一。学生在进入实验室之前必须要通晓实验室规则。

(1) 遵守实验室规章制度,统一穿着实验服。

(2) 实验前做好预习,实验中严肃认真、仔细观察、详细记录并积极思考。

(3) 不得动用与本实验无关的仪器设备,不得在实验室吸烟、饮食、随地吐痰。

(4) 爱护实验仪器,节约试剂药品,不浪费水电。仪器一旦发生故障,立即停止使用,采用正确的安全措施并及时报告老师。

(5) 实验结束后,做好清洁工作。按规定正确处理"三废"。

二、实验室安全

学生在实验室应严格按照操作规范进行实验,必须牢记实验室安全基本知识。

(一) 用电安全

(1) 接触线路开关、仪器设备和插头插座时,操作人员的手要保持干燥。

(2) 不能随意串联接线板。

（3）设备有损坏时，及时切断电源。

（4）设备运行时若产生焦煳味，则立即切断电源。

（5）实验结束后应切断所有电源。

（6）如有人触电，应立即切断电源或用绝缘体分离人和电线，再施救。

（二）眼睛安全防护

在实验室，眼睛是最容易受到伤害的部位。飞溅出的腐蚀性化学药品和化学试剂，进入眼睛会引起灼伤和烧伤；在操作过程中，飞溅出的碎玻璃或某些固体颗粒，也会使眼睛受到伤害；更严重的，可能发生爆炸事故，更易使眼睛受到伤害。因此，在实验室佩戴合适的护目镜可以防范眼部损伤。

一旦有化学药品或酸碱溅入眼睛，应立即用大量的水冲洗眼睛和脸部，并尽快到最近的医院进行治疗。如有固体颗粒或碎玻璃进入眼睛，切记不要揉眼睛，应立即去医院进行专业处理。

（三）预防火灾

有机药物合成实验中，易燃易挥发的溶剂和试剂是火灾预防的重中之重。在实验室中要严格遵守实验室的规章制度。

在实验楼内禁止吸烟。实验室中使用明火前应考查周围的环境，如周围有人使用易燃易爆溶剂，应禁用明火。

一旦发生火灾，不要惊慌，须迅速切断电源、熄灭火源，并移开易燃物品，就近寻找灭火器材灭火。如容器中少量溶剂着火，可用石棉网、湿抹布或玻璃盖住容器口；有机溶剂着火应采用干粉灭火器进行扑灭，并立即报告有关部门或打火警电话报警；实验中实验服着火，切勿奔跑，就近找到灭火喷淋器或自来水龙头，用水冲淋灭火。

（四）割伤、烫伤和试剂灼伤的处理

1. 割伤

遇到割伤时，如无特定的要求，应用水充分清洗伤口，并取出伤口中的碎玻璃或残留固体，用无菌的绷带或创可贴进行包扎。大伤口应注意压紧伤口止

血,立即到最近的医院就医。

2. 烫伤

因火焰或因触及灼热物体所致的小范围的轻度烫伤烧伤,可立即将受伤部位浸入冷水或冰水中约 5 min 以减轻疼痛。重度的大范围烧烫伤应立即到最近的医院进行救治。

3. 试剂灼伤

不同的化学试剂灼伤,处理方法也不同:

(1) 酸灼伤:立即用大量水冲洗,再用 3%～5%碳酸氢钠溶液淋洗,最后用水冲洗 10～15 min。严重者将灼伤部位拭干、包扎好,立即到医院治疗。

(2) 碱灼伤:立即用大量水冲洗,再用 2%醋酸溶液或 1%硼酸溶液冲洗,最后用水冲洗 10～15 min。严重者应及时就医。

(3) 溴灼伤:立即用大量水冲洗,再用 10%硫代硫酸钠溶液淋洗或用湿的硫代硫酸钠纱布覆盖灼伤处,至少 3 h。

(4) 有机物灼伤:用酒精擦洗可以除去大部分有机物,然后再用肥皂和温水洗涤,如果皮肤灼伤严重,将灼伤处浸在水中,请医生处理。

(五) 预防中毒

若有毒物质溅入口中尚未咽入应立即吐出,并用大量水冲洗口腔。如已吞下,应根据毒物性质进行解毒,并立即送有关医院救治。

刺激性及神经性毒物中毒,先用牛奶或鸡蛋使之冲淡或缓和,再设法催吐,使误入口中的毒物吐出,并送医院救治。吸入气体中毒者,将中毒者移至室外通风处,解开衣领或纽扣,使其呼吸新鲜空气,必要时实施人工呼吸。

三、化学药品的储存及使用

(一) 化学药品的储存

一般实验室中不应储存过多的化学药品和试剂,应实行"需要多少,领用多少"的原则。在大多数情况下,实验室所用的化学药品都储存在玻璃瓶中,高黏度的液体放在广口瓶中,一般性液体存放在细颈瓶中,碱液保存在带橡皮塞或塑料塞的瓶中。对于能够与玻璃发生反应的化合物,则使用塑料或金属容器,碱金属存放在煤油中,黄磷则以水覆盖。

对光敏感的物质,包括醚在内,都有形成过氧化物的倾向,在光线的作用下更是如此,应将它们储藏在棕色玻璃瓶中。对产生毒性或腐蚀性蒸汽的物质建议放在通风橱内专门的位置。少量对潮气和空气敏感的物质常密封储存于玻璃安瓿瓶中。某些毒品(如氰化物、砷及其化合物等)应按有关的规定进行保管和储存。

(二)化学药品使用中的注意事项

有机溶剂易燃且有毒。易燃的有机溶剂,特别是低沸点易燃溶剂在室温时有较大的蒸汽压,当空气中混杂易燃有机溶剂的蒸汽达到某一极限时,遇到明火即发生燃烧、爆炸。而且有机溶剂蒸汽都较空气的密度大,会沿着桌面或地面飘移至较远处,或沉积在低洼处。因此,在实验室中用剩的火柴梗切勿乱丢,以免引起火灾。也不要将易燃溶剂倒入废物缸中,更不能用开口容器盛放易燃溶剂。

有机溶剂以较为隐蔽的方式产生对人体的毒害,在使用中应注意最大限度地减少与有机溶剂的直接接触,不能掉以轻心。实验室应保持通风,在正规、小心操作下,有机溶剂不致造成任何健康问题。操作有毒试剂和药品时,必须戴橡皮手套或一次性塑料手套,操作后立即洗手。切勿让有毒物质接触五官或伤口。

(三)废弃物处理

碎玻璃和其他锐角的废弃物不要丢入废纸篓,应专门收集,集中处理。不要把任何用剩的试剂倒回试剂瓶中,因为一方面,会造成污染,影响他人实验;另一方面,引入的异物有时会诱发副反应甚至引起爆炸。

危险的废弃物如会放出毒气或易自燃(活性镍、磷、碱金属等),决不能丢弃在废物箱或水槽中。不稳定的化学品和不溶于水的溶液也禁止倒入下水道,应将它们分类集中后处理。对能与水混溶、能被水分解或有腐蚀性的液体,倒掉处理后,必须用大量的水冲洗。金属钾或钠的残渣应分批小量地加到大量的醇中予以分解(操作时戴防护镜)。

四、实验记录和报告

做好实验记录和实验报告是每一个科研人员必备的基本技能。实验记录应记在专门的实验记录本上,实验记录本应有连续页码。所有观察到的现象、实验时间、原始数据、操作和后处理方法、步骤均应及时、准确、详细地记录在实验记录本上,要保证实验记录的完整性、连续性和原始性。

在做实验前,对所做的实验应该充分预习。预习内容包括反应的原理、可能发生的副反应、实验操作的原理和方法、产物纯化的原理和方法、注意事项、实验中可能出现的危险以及处置方法。同时还要了解反应中化学试剂的计量方法和用量,对化学试剂和溶剂的理化常数等要记录在案,以便查询。

实验报告格式

实验日期:＿＿＿＿＿＿　　天气:＿＿＿＿＿　　温度:＿＿＿＿＿　　湿度:＿＿＿＿＿

实验题目:＿＿＿＿＿＿＿＿＿＿＿＿＿＿＿

实验操作人员:＿＿＿＿＿＿＿＿＿＿＿

一、实验目的

二、实验原理

三、物料表(试剂规格、分子量、投料量、摩尔数)

四、实验步骤

五、实验现象及实验记录

六、实验结果

七、分析讨论

第二章　实验操作指南

药物化学实验主要以有机合成为主,涉及的有机反应类型较多,其中实验过程中的基础理论和操作知识尤为重要。基于多年实验教学经验,为使学生更好地掌握这方面的知识,本章从有机合成基础知识方面进行介绍,以期为后续实验开展提供理论支持与实践帮助。

一、有机溶剂的干燥纯化

在进行实验之前,为了确保一些有机合成反应顺利进行,常常需要对试剂进行进一步的纯化。常用的溶剂处理方法是蒸馏。如果反应仅仅要求是无水条件,则在冷凝管上加氯化钙干燥管,油封或充氮气球即可。如果反应中需要达到无水无氧条件,溶剂则需要进行脱氧处理,该处理一般需在氮气保护下进行。

(一)试剂级溶剂的纯化

无水的试剂级溶剂常有足够的纯度,有时可以不用蒸馏。为保证充分的干燥度,可在储藏时向其加入活性分子筛。欲使溶剂脱氧,可利用注射器或玻璃管向其中鼓入氮气约 5 min。

(二)一般溶剂的纯化

大多数溶剂在惰性气体保护下将其从加有足够量干燥剂的体系中蒸馏出来即可达到足够的纯度。不同溶剂的纯化见表 2.1。

表 2.1　不同溶剂纯化表

溶　剂	干燥剂	备注
甲醇	$Mg + I_2$、3Å MS、CaH_2	
乙醇	3Å MS、钠	
丙酮	CaH_2、B_2O_3	
乙腈	P_2O_5	
吡啶	CaH_2	KOH 预干燥
三乙胺(TEA)	4Å MS、CaH_2	KOH 预干燥
四氢呋喃	钠(二苯甲酮作指示剂)、CaH_2	呈蓝色即可
二氯甲烷	CaH_2	
乙醚	钠(二苯甲酮作指示剂)、CaH_2	$CaCl_2$ 预干燥
苯	钠(二苯甲酮作指示剂)、4Å MS	呈蓝色即可
二甲亚砜(DMSO)	4Å MS、CaH_2	
二甲基甲酰胺(DMF)	4Å MS、CaH_2	
己烷	CaH_2	$CaCl_2$ 预干燥

注:1. 乙醚、四氢呋喃易形成易爆炸的过氧化物,使用前须用淀粉-KI 试纸检验。
　　2. 氯代烃切勿使用钠丝进行干燥,否则易发生爆炸。

二、低温反应的控制

低温反应是有机实验非常常见的反应,众所周知,冰水混合物可以创造0～5℃的低温,如果要更低、更精密的低温控制常采用冰盐浴或者干冰和有机溶剂组成的干冰浴,还可采用低温反应装置来实现。

(一) 冰盐浴注意事项

(1) 冰里不要加任何水。
(2) 要把冰敲得很碎。
(3) 盐分层加入效果好。
(4) 容器周围最好有保温材料。

（5）用胶管不断吸出冰融后的水，但不要完全吸干。

不同冰盐浴比例及控制温度见表2.2。

表2.2　不同冰盐浴比例及控制温度

冰盐比例	控制温度（℃）
冰∶氯化钠＝100∶35	－10
冰∶六水氯化钙＝100∶245	－12
冰∶硫氰酸铵＝100∶132	－16
冰∶硫酸铵＝100∶61	－19
冰∶氯化钠＝100∶30	－21
冰∶六水氯化钙＝100∶82	－22
冰∶溴化钠＝100∶64	－28
冰∶氯化镁＝100∶28	－33
冰∶六水氯化钙＝100∶122	－40
冰∶六水氯化钙＝100∶143	－55

（二）低温反应装置

低温反应装置（温度范围：－80～25℃）主要是低温恒温反应仪，常用于实验室代替干冰、液氮做低温反应。它的介质为工业乙醇，具有操作简单，快速制冷的特点。具体操作需要注意的事项如下：

（1）查看乙醇是否足量。

（2）放置平稳，通电源，乙醇内循环。

（3）设置所需温度，按制冷、加热键。

（三）干冰和有机溶剂营造的低温环境

低温干冰浴通常借助某些挥发性液体如乙醚、丙酮或四氯化碳等作为冷却剂，与干冰混合，加速干冰挥发，热量被迅速带走，温度快速下降，形成－78℃左右的低温环境，可创造持续稳定的超低温环境。

与用液氮营造低温环境相比，实验室中采用干冰居多。这是因为干冰本身温度很低,但自由升华降温效率低,把干冰和乙醇等有机溶剂混合后就能快速达到持续稳定的低温效果。同时,干冰相较液氮价格低、易购、运输方便、安全、操作简单。而用液氮和有机溶剂做冷浴,由于液氮挥发太快,会导致体系温度不稳定,需经常添加液氮。因此采用干冰和乙醇等有机溶剂混合制冷是做低温反应实验最常用的方法。

例如丁基锂参与的反应一般要求在-70 ℃以下的低温进行,常用干冰和乙醇来维持低温。但这个低温操作需要用多大的容器来盛放干冰和乙醇,具体配比是多少? 干冰的使用量多少与最后达到的温度的关系是怎么样的? 低温状态能持续多久? 首先根据自己反应瓶的类型选择合适的容器,要保证反应体系完全浸没于冷却体系液面,有条件的可以选择杜瓦瓶(保温性能良好)。倒入适量乙醇,再将干冰一点一点地加入,刚开始时由于干冰和乙醇温差过大,热交换会比较剧烈,待温度平衡后,即可大量加入干冰,但也不用太多,容器底部被完全覆盖即可。如果想要持续稳定的低温效果,可以尽可能多地填装干冰,直至干冰与乙醇面持平,但是这要求盛放干冰及乙醇的容器能耐低温且要做好保温措施。

这类实验需注意的事项如下:

(1) 如果对温度要求比较严格,可用低温温度计监测温度,但不可用水银温度计。

(2) 一般乙醇使用量较小,干冰使用量较大,根据具体低温范围,可适当增加。

(3) 最好用无水乙醇,因为乙醇中若有水,熔点会提高,不利于降温。

(4) 对于容器的选择,最好选用杜瓦瓶,这样既可以节省溶剂,也不用频繁添加干冰,比较方便。若没有杜瓦瓶,可选用合适的不锈钢盆或者塑料容器,在外面包上一些石棉布,做简单的保温处理。

(5) 干冰储存在泡沫盒里,只要密封良好,可以保存较长时间。

(6) 要戴手套操作,实验时要注意防火、防冻和防爆。

(7) 干冰极易挥发,升华为无毒无味、比固体体积大 600～800 倍的气体二氧化碳,所以干冰不能储存于完全密封的容器中。另外,干冰与液体混装很容易爆炸。

三、物料搅拌

搅拌是药物合成实验中经常使用的一项操作,其目的是使反应物间充分混合,避免由于反应物浓度不均匀,受热不均匀导致发生副反应。通过搅拌,使反应物充分混合、受热均匀、缩短反应时间,最终提高反应产率。

(1)非均相反应中,搅拌可加速反应物在不同相之间的转运,提高反应速率。

(2)有黏稠物质参与的反应,搅拌可加速传质,提高反应速率。

(3)低温反应中,搅拌可有利于准确控温,避免局部过热。

(4)放热反应中,搅拌可加速散热,避免局部高温。

(5)需控制某种物料浓度的反应,搅拌可迅速匀质,减少副产物。

(6)减压蒸馏操作中,适度搅拌可防止爆沸。

四、薄层色谱

薄层色谱法(Thin-Layer Chromatography,TLC)是一种快速分离和定性分析少量物质的实验方法,常用以鉴别药品、检查杂质或测定含量,在药物合成中常用于跟踪反应进程。

(一)薄层色谱法的应用要点

(1)薄板保存:最好放在干燥器里,防止吸潮而失活。

(2)薄板规格:长度为5 cm,宽度视需要用玻璃刀裁切。

(3)溶样溶剂:最好是DCM、DMK、AE等易挥发溶剂。

(4)样品要求:浓度为0.5~2 mg/mL;点样量为1~3 μL/斑点。

(5)样品处理:反应液需要适当预处理后再稀释,可用于点样。

(6)TLC常识:硅胶板上1个斑点对应的常常不是1种组分。

(7)硅胶性质:硅胶表面带有硅醇基,呈弱酸性。化合物与硅胶接触的时间越长,被破坏的可能性越大。

(8) 点样位置:点与板下沿的距离为 5 mm;溶剂前沿预留约 3 mm。

(9) 斑点位置:所有斑点 R_f 介于 $0.2 \sim 0.8$ 之间。

(10) 展开溶剂:展开剂有两个特性,即溶剂强度(洗脱能力,取决于溶剂各组分比例)、选择性(将不同组分分开的能力,取决于强溶剂)。样品在 TLC 板上分不开时,则需要保持展开体系强度不变而更换展开剂(更换其中强溶剂种类)以提高选择性。

(二) 常用溶剂分类

1. 按极性强弱分类

(1) 强极性溶剂:$H_2O > MeOH > EtOH > i\text{-}PrOH$。

(2) 中等极性溶剂:$CH_3CN > EA > 氯仿 > DCM > 乙醚$。

(3) 非极性溶剂:环已烷、PE、已烷、戊烷。

2. 按溶剂发挥氢键给体作用的能力分类

(1) 质子性溶剂:水、醇类、质子酸及胺类衍生物等。

(2) 非质子性溶剂:醚类、卤代烃类、芳香烃类、酰胺类、酮类、硝基烷类等。

(三) 硅胶层析常用的展开溶剂体系

(1) 弱极性体系:石油醚(30~60 ℃)、正已烷、甲苯。

(2) 中等极性体系(最常用):PE/EA、PE/丙酮、PE/乙醚、PE/DCM、$CHCl_3$/EA、DCM/EA。

(3) 强极性体系:DCM/甲醇、DCM/乙腈、EA/甲醇。

(4) 特强极性体系:甲醇、甲醇/TEA、甲醇/乙酸、甲醇/水。

(5) 改性剂:对于酸性或碱性组分加 0.5%~1%改性剂,减小拖尾。

(四) 硅胶 TLC 显色定位方法

显色定位原则:至少使用 2 种方法显色定位。

1. 紫外灯显色定位

适用于芳香化合物和含大共轭体系的化合物。

2. 碘显色定位

大多数有机化合物吸附碘蒸气后显示不同程度的黄褐色斑点,这种反应有可逆及不可逆两种情况。如下所示:

(1) 可逆法:用碘熏蒸或用 0.5% 碘的氯仿溶液浸湿法。

(2) 不可逆法:先用(1)法显色,挥发背景碘后,用 1% 淀粉溶液显色。

3. 化学显色定位

将展开 TLC 板吹干,浸入显色剂溶液,取出风干,加热显色定位。

(五) 显色剂

(1) 香草醛显色剂:通用型显色剂。

(2) 磷钼酸显色剂:通用型显色剂。

(3) 茴香醛显色剂:通用型显色剂。

(4) 硫酸高铈:通用型显色剂。

(5) 高锰酸钾显色剂:适用于不饱和化合物和醇。

(6) 二硝基苯肼显色剂:适用于醛酮显色。

(7) 碘化铋钾显色剂:通用型显色剂。

五、合成反应后处理

绝大多数药物合成反应结束后得到的都是混合物,目标产物混杂在其中,就需要通过后处理分离得到纯度符合要求的目标产物。反应后处理需要根据目标产物的性质而灵活地改变。通常需要考虑:① 产品与溶剂挥发性的差异;② 产品极性;③ 产物的稳定性,比如用水溶液萃取产品时需要考虑产品在水、酸、碱中的稳定性。造成反应产率低的最常见原因是错误的后处理或者不合适的后处理。

常见反应液初步处理流程:依据反应液成分,先向淬灭后的反应混合物中加入水或者酸、碱的水溶液。再采用合适的溶剂(如 DCM、乙醚、氯仿、乙酸乙酯)萃取产品,并使用饱和 NaCl 溶液脱除有机相中残留的水。最后用干燥剂干燥有机相。

前期处理后的反应液往往富含多个组分,需要对目标产物进行进一步分离纯化,常见的几种方法如下:

（一）快速硅胶柱层析

柱层析法是常用的分离方法,其分离原理是根据物质在硅胶上的吸附力不同而使各组分分离。快速硅胶柱层析如图 2.1 所示。

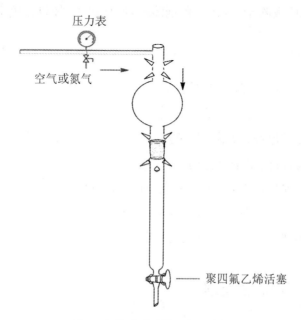

压力表

空气或氮气

聚四氟乙烯活塞

图 2.1　快速硅胶柱层析示意图

1. 装柱

装柱方法一般分为湿法装柱和干法装柱。干法装柱即将硅胶干燥入柱,敲紧或抽真空吸紧,加入洗脱用溶剂,加压赶出硅胶内气泡。湿法装柱是先把硅胶用适当的溶剂拌匀后,再填入柱子中,然后再加压淋洗,赶出硅胶内的气泡。

2. 上样

将洗脱剂的低极性成分加倍,以此比例赶出柱床中气体,压实柱床,然后根据样品性质采用适当方法上样。

（1）湿法:用尽量少的溶剂溶解样品,然后转至柱中,加压入硅胶层,然后洗脱。样品层表面平整,防止柱床被样品冲坏。

（2）干法：难溶样品拌入少量粗硅胶再装入，上面覆以砂层。此法的关键在于硅胶尽量少、搅拌硅胶充分脱溶、样品层尽量薄且平整。

3．洗脱

用在硅胶 TLC 上预分离点 R_f 为 $0.2\sim0.3$ 的展开剂洗脱。如有多点需要分离，可改变洗脱溶剂的比例。调节洗脱速度，收集馏分。当样品中各组分极性相差较大时，需梯度洗脱；样品在硅胶柱床中时间越长，其分解的可能性越大；有时还需要加改性剂防止拖尾现象出现，如 1% 二乙胺或甲酸等。

（二）重结晶

重结晶是药物化学实验中纯化产物的常用方法，是利用固体产物在溶剂中的溶解度与温度有关，不同物质在相同溶剂中的溶解度不同，达到产物与其他杂质分离纯化的目的。利用相似相容原理，即极性强的化合物用极性溶剂重结晶，极性弱的化合物用非极性溶剂重结晶。

在重结晶过程中，溶剂的选择非常关键。重结晶过程中关于理想溶剂的选择遵循以下原则：

（1）不与被提纯物质起化学反应。

（2）选择的溶剂对要纯化的化学试剂在较高温度时应具有较大（或者较小）的溶解能力，而在较低温度时对要纯化的化学试剂的溶解能力大大减小（或者增大）。

（3）对杂质的溶解度非常大或者非常小（前一种情况是使杂质留在母液中不随被提纯物晶体一同析出；后一种情况是使杂质在热过滤时被滤去）。

（4）选择的溶剂沸点不宜太高，以免该溶剂在结晶和重结晶时附着在晶体表面不容易除尽。

（5）能给出较好的晶体。

（6）无毒或毒性很小，便于操作。

（7）价廉易得。

（8）适当时可以选用混合溶剂。

对于较难结晶的化合物，例如油状物、胶状物等有时采用混合溶剂的方法，但是混合溶剂的搭配很有学问，有时只能根据经验。一般采用极性溶剂与非极性溶剂搭配,搭配的原则一般根据产物与杂质的极性大小来选择极性溶剂与非极性溶剂及其比例。

产物极性较大,杂质极性小,溶剂中极性溶剂比例大于非极性溶剂。产物极性较小,杂质极性大,溶剂中非极性溶剂的比例大于极性溶剂。常见的混合溶剂:醇-石油醚、石油醚-丙酮、正己烷-醇、正己烷-丙酮等。如果柱层析时析出结晶,柱层析洗脱剂可作为重结晶溶剂。

重结晶操作可分为单一溶剂重结晶和混合溶剂重结晶(图 2.2),具体过程如下:

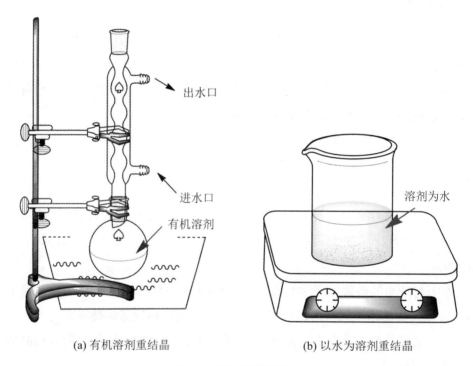

(a) 有机溶剂重结晶　　　　　　　(b) 以水为溶剂重结晶

图 2.2　重结晶操作装置图

1. 一般情况重结晶操作步骤

加热溶解→加碳脱色→趁热抽滤→冷却析晶→过滤→洗涤→干燥。

2. 混合溶剂重结晶操作步骤

(1) 在体系沸腾时,用适量的良溶剂溶解样品,可多加 10%～20%溶剂。

(2) 若有不溶物,则热滤;若有色,则加活性炭(1%～2%)煮沸热滤。

（3）向热溶液中小心地加入热的不良溶剂，直至所出现的浑浊不再消失为止；再加入少量良溶剂或者稍加热使恰好透明。

（4）将混合物冷却至室温，使结晶从溶液中析出。

（5）使用少量重结晶溶剂充分润湿晶体，洗涤晶体表面母液，抽滤。

（6）晾干或烘干晶体，注意防尘。

（三）萃取

萃取法是利用物质在两种不互溶（或微溶）溶剂中溶解度的差异，使物质由一种溶剂转移到另一种溶剂中，经过反复多次地交换，达到分离纯化的目的。萃取法是提纯有机化合物的常用操作方法之一（图 2.3），应用萃取法可以从固体或液体混合物中提取所需要的物质，也可以用来除去混合物中的少量杂质，前者称为"萃取"或"提取"，后者一般称为"洗涤"。在利用萃取法提纯时，应特别注意溶剂的选择。

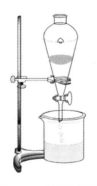

图 2.3 萃取装置图

（四）蒸馏

蒸馏是液体物质最常用的纯化方法之一，根据具体方法的差异，蒸馏法又可细分为常压蒸馏、减压蒸馏、分馏和水蒸气蒸馏等，其中常压蒸馏在有机化学实验中已经常使用（图 2.4）。但如果是在常压下蒸馏时未达到沸点就易受热分解、氧化或聚合的物质，沸点比较高的物质，只能利用减压蒸馏的方法来提纯。因此减压蒸馏是药物合成中经常使用的纯化方法。

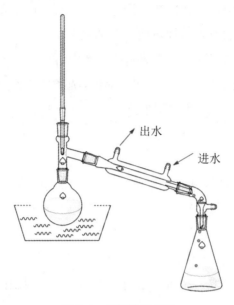

图 2.4 蒸馏装置简图

（五）分馏

当一种溶液由两种或两种以上互溶的液体组成，且其沸点相差不大时（20 ℃以内），难以用简单蒸馏的方法分离纯化，而采用分流柱进行蒸馏（这种方法叫分馏）则可达到分离的目的。简单地说，分馏就是多次蒸馏，利用此方法甚至可以将沸点相距 1～2 ℃的混合物分离开来（图 2.5）。利用分馏法分离时应注意以下几个问题：

（1）分流柱柱高。分流柱越高分离效果越好，但也影响馏出速度，应根据具体情况（沸点相差多少）选择适当的柱高。

（2）分流柱填充物。填充物增加蒸汽与回流液的接触，填充物表面积越大，越有利于提高分馏效果，但过大会导致蒸馏困难。

（3）待分馏液体沸点较高时，分馏柱的绝热性影响分馏效果，应注意保温。

（六）水蒸气蒸馏

水蒸气蒸馏是将水蒸气通入不溶于水的有机物中使有机物与水经过共沸而蒸出的操作。常用于从大量树脂状杂质或不挥发性杂质中分离有机物，除去

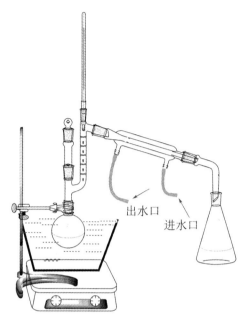

图 2.5　分馏装置简图

挥发性的有机杂质,也可以从固体多的反应混合物中分离被吸附的液体产物(图 2.6)。某些有机物在其自身的沸点温度时不稳定,仍可用水蒸气蒸馏法,在较低温度下(100 ℃以下)实现分离提纯。

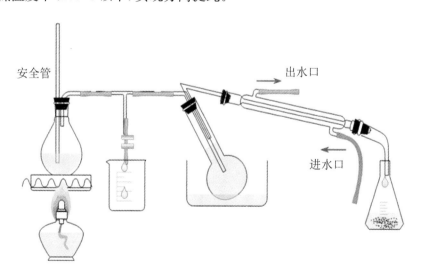

图 2.6　水蒸气蒸馏装置简图

利用水蒸气蒸馏法分离时应注意：

（1）被提纯或被分离的有机物一般是与水不相溶或溶解度非常小的物质。

（2）在100℃左右必须有一定的蒸汽压（一般不小于10 mmHg）。

（3）在100℃左右与水长时间共存而不起化学变化。

六、无水无氧操作

药物合成过程中经常会遇到一些特殊的化合物,这些化合物大多是对空气敏感的物质如丁基锂等活性试剂。这些化合物对空气中的水和氧很敏感,遇水、遇氧能发生剧烈反应,甚至燃烧或爆炸。同时水和氧气会对反应结果造成影响。这种情况下,即使合成路线和反应条件都是合适的,最终也可能得不到预期的产物。为了研究这类化合物——合成、分离、纯化和分析鉴定,必须使用特殊的仪器和无水无氧操作技术。所以,无水无氧操作技术已在有机化学和无机化学中较广泛的运用,其装置如图2.7所示。目前采用的无水无氧操作有三种:① 直接保护操作;② Schlenk操作;③ 手套箱操作(Glove-box)。具体操作的注意事项如下:

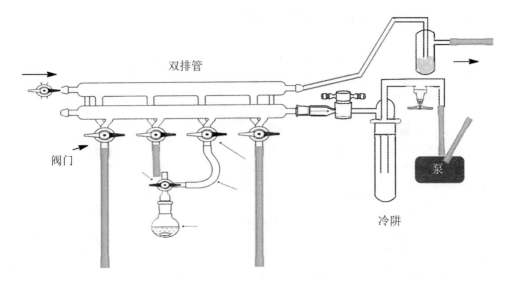

图2.7 无水无氧操作装置简图

（1）溶剂、试剂和原料必须彻底干燥。

（2）所有实验用品必须进行充分干燥，包括反应瓶、冷凝管、橡胶塞、搅拌子、针管、药勺、针头等。

（3）反复充抽惰性气体（如氮气），至少循环 3 次，以置换出反应体系内的空气。

（4）反应体系必须用惰性气体保护，且始终保持惰性气体正压力。

（5）固体样品可配制成溶液，使用注射器加样，防止针头堵死。

（6）反应体系各接口处最好用封口膜密封。

（7）必须使用注射器抽取样品分析，防止空气进入体系。

七、中间体和最终产物的鉴定

原则上对于每一步反应的产物都要进行鉴定，以确定产物的纯度并确定是否进行下一步反应，如果中间体的纯度不高，所含杂质较多，就有可能阻碍下一步反应进行，也可能会造成杂质的积累，使最终产物不合格。为此，对中间体严格的提纯和鉴定在药物合成中是非常重要的。具体的鉴定方法很多，要根据中间体的具体情况具体分析。

1. 熔点（melting point，m.p.）

熔点是在大气压力下化合物固、液两相达平衡时的温度（即在大气压力条件下，化合物受热由固态转化为液态时的温度）。熔点是固体有机化合物的重要物理常数，每一种有机化合物有自己特有的熔点，通过测定熔点不仅可以鉴定不同的有机化合物，也可以判断其纯度。一般固体药物都需要测其熔点，测定时需注意以下问题：

（1）熔点的测定方法可以用 Thiele 管测定，也可以用熔点测定仪测定。

（2）如果所测定的化合物熔程较长，则其纯度较差。

（3）如果样品和标准品熔点相差不大，可测其混合熔点，如二者的混合熔点显著下降，表明二者不是同一种物质；

（4）只有晶体化合物的熔点才有意义，同一物质的不同晶型，熔点也不一样。

2. 沸点（boiling point, b. p.）

沸点为纯净液体化合物受热至蒸气压与外界压力相等时的温度,此时液体会沸腾。每一种化合物都有其特有的沸点,通过测定化合物(特别是液体有机物)的沸点,可以鉴别有机化合物,并判断其纯度。

3. 折光率（refractive index）

折光率是液体有机物质的物理常数之一,通过测定折光率可以鉴定化合物的纯度,并可以鉴定未知物。注意折光率与温度有关。

4. 旋光度（optical rotation）

对映体互为镜像的立体异构体,熔点、沸点、相对密度、折光率以及光谱等物理性质都相同,在与非手性物质作用时化学性质也相同,但其溶液的旋光性不同,当偏振光通过其溶液时,其振动方向发生旋转,旋转的角度为旋光度。光活性物质的旋光度是一个重要的物理常数,可作为定性判断标准或纯度标准。注意:

(1) 样品的旋光度较小时,可将溶液的浓度增加,以便观察。

(2) 温度变化对旋光度有一定的影响,升温使旋光度下降。

(3) 溶剂的改变对旋光度也有影响。

5. 波谱确证

化合物的波谱分析方法包括红外光谱(Infrared Spectrum, IR),紫外光谱(Ultraviolet, UV),核磁共振谱(Nuclear Magnetic Resonance, NMR)和质谱(Mass Spectrometry, MS)等,利用波谱分析的方法是定性鉴定药物或中间体的最有效和最方便的手段,其应用越来越广泛。

第三章　药物化学相关文献检索

　　化学文献是有关化学方面的科学研究、生产等的记录和总结,查阅化学文献是科学研究中调查研究工作的一个重要方面。

　　查阅这些资料的目的是为了了解某个课题的历史情况和目前国内外的发展水平和发展动态、发展方向。只有"知己知彼"才能达到赶超世界先进水平的宏伟目标。同时这些资料也可以作为借鉴,充实我们的头脑、丰富我们的思路,有助于我们做出正确的判断。

　　应该看到,在许多文献资料中,虽然有许多有价值的东西,但有的文献资料的关键部分往往由于保密而被屏蔽,即使有的发表了,也是已经过时的、第二流的内容,而不是最先进的技术内容,这一点是查阅化学文献时必须特别注意的。在这里把文献资料分为工具书和数据库做简单介绍。

一、工具书

(一)《化学辞典》(第 2 版),化学工业出版社

　　这是一本综合性化工工具书,收集了有关化学,化工名词 10 500 余条,列出了物质名称的分子式、结构式、基本的物理化学性质如相对密度、熔点、沸点、凝固点等数据,并有简要的制法和用途说明。化工过程的生产方式仅述主要内容及原理,书前有按笔画为顺序的目录,汉语拼音检索。

（二）《默克索引》(*The Merck Index*)(https://www.rsc.org/merck-index)

本书最早由美国巨头默克公司编辑出版，1889 年首版，现已成为一部在国际上享誉盛名的关于化学药品、药物和生理活性物质的综合性"百科全书"。2013 年起(第 15 版)由英国皇家化学会出版。该书性质类似于化工辞典，对药物描述详细，偏重于药物基础，有关治疗方面的说明比较简单。主要介绍有机化合物和药物，它收集了近一万种化合物的性质、制法和用途，4 500 多个结构式及 42 000 条化学产品和药物的命名。在"Organic Name Reactions"部分，对在国外文献资料中常以人名来命名的反应做了简单的介绍。一般是用方程式来表明反应的原料和产物及主要反应条件，并指出最初发表论文的著作者和出处，同时将有关这个反应的综述性文献资料的出处一并列出，以便于进一步查阅。除此之外，还专门有一节谈到中毒的急救，并以表格形式列出了许多化学工作者经常使用的有关化学、物理常数和数据，单位的换算等，卷末有分子式和主题索引。目前英国皇家化学会(Royal Society of Chemistry)开发了 Merck Index 在线版(图 3.1)，提供与纸质版相同的权威信息，其涵盖了 11 500 个专论部分。

（三）*Handbook of Chemistry and Physics*

这是一本英文的化学与物理手册，于 1913 年出版第 1 版，分上、下两册。每隔一两年再版一次，现已出版到 101 版。从 51 版开始变为一册，内容分为六个方面：数学用表(基本数学公式，度量衡的换算等)；元素和无机化合物；有机化合物；普通化学(包括二组分和三组分恒沸混合物，热力学常数，缓冲溶液的 pH 值等)；普通物理常数；其他。

在这里仅对第三部分做简单介绍，在"有机化合物常数"部分刊登了 1957 年国际纯化学和应用化学联合会对化合物的命名原则。这部分的主要内容是列出了 13 500 个常见有机化合物的沸点、熔点、溶解度和相对密度等。它是按照有机化合物英文名字的字母顺序来排列的。查阅时首先要知道化合物的英文名称，例如要查阅邻苯二甲酸酐的常数时，可以根据它的英文名字"Phthalic

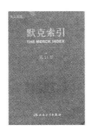

图 3.1 《默克索引》纸质版和在线版图

Acid Anhydride"去查,可以查到邻苯二甲酸酐的分子式为 $C_6H_4O_3$,分子量为 148.1,熔点为 131.5~132 ℃ ,在沸点时分解以及它在水、醇、苯中的溶解度等。

如果不知道该化合物的英文名称,也可以用它的分子式去查询。在第三部分中有一个分子式索引（Formula Index），是按碳、氢、氧的数目顺序排列的。例如邻苯二甲酸酐的分子式为 $C_6H_4O_3$，则在 $C_6H_4O_3$ 项下附有不同结构的化合物的编号，再根据编号就可以查到邻苯二甲酸酐的常数了，由于有机化合物有同分异构现象，因此在一个分子式下面常有许多编号，那么就需要逐条翻译，找到我们所需化合物的信息。所以使用分子式索引不像用英文名称查阅来得方便。

（四）*Dictionary of Organic Compounds*

本书收集常见的有机化合物 20 000 条，连同衍生物在内共约 6 万条，内容为有机化合物的组成、分子式、结构式、来源、性状、物理常数、化学性质及其衍生物等，并给出了制备每种化合物的主要文献资料。各化合物按英文字母顺序由 A 到 Z 排列。本书每年出一本补编。

二、数据库

（一）Elsevier 数据库（http:www.sciencedirect.com）中与药物化学相关的主要/代表性杂志期刊

（1）*Bioorganic & Medicinal Chemistry*

（2）*Bioorganic & Medicinal Chemistry Letters*

（3）*Bioorganic Chemistry*

（4）*European Journal of Medicinal Chemistry*

（5）*Tetrahedron*

（6）*Tetrahedron Letters*

（7）*Tetrahedron-Asymmetry*

（二）John Wiley 数据库（https://onlinelibrary.wiley.com/）中与药物化学相关的主要/代表性杂志

（1）*Angewandte Chemie International Edition*

（2）*European Journal of Organic Chemistry*

（三）RSC 数据库（http：//www.rsc.org）中与药物化学相关的主要/代表性杂志

（1）*Chemical Communication*

（2）*Green Chemistry*

（3）*New Journal of Chemistry*

（4）*Organic & Biomolecular Chemistry*

（四）美国化学会数据库（http：//pubs.acs.org/）中与药物化学相关的主要/代表性期刊

1. *Journal of the American Chemistry Society*（*JACS*）

网址：https：//pubs.acs.org/journal/jacsat

JACS 是 1879 年创刊的综合性双向期刊。主要刊载的研究论文内容涉及无机化学、有机化学、生物化学、物理化学、高分子化学领域，并有书刊介绍。每卷末有作者索引和题目索引。

2. *Journal of Medicinal Chemistry*（*JMC*）

网址：https：//pubs.acs.org/journal/jmcmar

JMC 是药物化学前沿研究的顶级期刊，主要刊载的研究内容聚焦化合物结构的创新性、构效关系的推断以及体内外活性水平，目前为中国科学院 SCI 期刊分区医学类一区杂志。

3. *The Journal of Organic Chemistry*

网址：https：//pubs.acs.org/journal/joceah

杂志的中译名为《有机化学杂志》，创刊于 1936 年，为月刊。主要刊载有机化学方面的研究工作论文。

4. *Chemical Reviews*（*Chem. Rev*）

网址：https：//pubs.acs.org/journal/chreay

杂志的中译名为《化学评论》，创刊于 1924 年，为双月刊。主要刊载化学领域中的专题及发展近况的评论。内容涉及无机化学、有机化学、物理化学等方面的研究成果与发展概况。

（五）德国主要有关期刊

1．*Chemische Berichte*（*Ber*.）

杂志的中译名为《德国化学学报》，创刊于 1868 年。原名为"*Berichte der Deutschen Chemischen Gesellschaft*"。1947 年开始改用现在的名称。内容以有机化学方面的研究论文为主，也有一些无机化学和物理化学方面的内容。

2．*Justus Liebigs Annalen der Chemie*（*Ann*.）

杂志的中译名为《利比希化学纪事》，创刊于 1832 年，为不定期刊物。内容以有机化学方面的研究论文为主，也有其他化学方面的内容。

3．*Angewandite Chemie*（*Angew*．*Chem*.）

杂志的中译名为《德国应用化学》，始于 1888 年，为半月刊。其中有机化学方面的内容占据刊物的大部分篇幅。刊登的论文有研究工作简报、通讯以及有关专题的评述。本杂志自从 1962 年开始出版英文国际版。

（六）英国皇家化学学会主要与药物化学相关的期刊（https：//pubs.rsc.org/）

英国皇家化学学会（Royal Society of Chemistry，RSC），是一个国际权威的学术机构，是化学信息的一个主要传播机构和出版商。该协会成立于 1841 年，是一个由约 4.5 万名化学研究人员、教师、工业家组成的专业学术团体，出版的期刊及数据库一向是化学领域的核心期刊和权威性的数据库。RSC 期刊大部分被 SCI 收录，并且是被引用次数最多的化学期刊。具有代表性的刊物如下：

（1）*Chemical Communications*

（2）*Chemical Society Reviews*

（3）*RSC Medicinal Chemistry*

（4）*Natural Product Reports*

三、常用电子数据库的检索

一般采用系统查阅法和追索查阅法，前者是对所要求的最终产物进行全方位的查询，一般用于选题初期；后者是根据文献找文献的方法，一般用于实验过程中对于具体问题的详细查找。具体查阅的方法很多，可以利用三大检索工具：ISI 的 Web of Science、Beilstein 的 CrossFire、Chemical Abstracts（CA）on CD。最常用的是 Scifinder 和 Beilstein，功能最强大的可能是 Scifinder。Scifinder 通常用来检索化合物具体的合成路线的设计。Beilstein 可以用来查询化合物的理化性质和具体的图谱数据。此外，Reaxys（http://www. elsevier. com/online-tools/reaxys）是一个专为帮助化学家更有效地设计化合物合成路线而设计的新型工具，由 Elsevier（爱思唯尔）公司出品。Reaxys 网页版的检索界面简单易用，可以用化合物名称、分子式、CAS 登记号、结构式、化学反应等进行检索，并具有数据可视化、分析及合成设计等功能。为 CrossFire Beilstein/Gmelin 的升级版本。

另外，还有美国化学学会全文数据库（http://pubs. acs. org/），Science Direct 电子期刊数据库（http://www. sciencedirect. com），英国皇家化学学会（http://www. rsc. org/），Wiley InterScience（https://onlinelibrary. wiley. com/），Springer（http://link. springer. de/），以及中文数据库如中国期刊网（http://www. cnki. net/），重庆维普（http://www. cqvip. com/），万方数据库（http://www. wanfangdata. com. cn/）等。同时要关注专利，因为很多新药文献隐藏于专利数据库中。如国家知识产权局（http://www. sipo. gov. cn），美国专利（http://www. uspto. gov/），欧洲专利（http://www. european-patent-office. org/index. en. php），世界专利组织（http://www. wipo. int/portal/index. html. en），其他的专利组织等。如果想查询化合物性质和有机反应的网站，可以进入 http://www. cheresources. com/data. xls（物性数据），http://www. questconsult. com/~jrm/thermot. html（热力学性质），查询物质结构性质可以进入 http://chemexper. com/，http://chem. nlm. nih. gov/chemid-plus/chemidlite. jsp，http://sp. chemindex. com/cn/psearch. cgi? terms＝552

－66－9＋&sel＝dict 等网站。化合物基本性质数据库（http：//chemfinder. camsoft. com/），化学反应查询系统（http：//www. webreactions. net），可查询约 400 000 个化学反应，有机反应可以查询网站 http：//www. organic-chemis-try. org/，合成路线查询网站 http：//cssp. chemspider. com/Browse. aspx。

在查阅过程中，有时仅仅从文摘中或网络上了解的内容还很不完全，因此，必须进一步查阅原始文献以掌握具体的内容和细节，在必要时还要查阅某些专著、学术报告和论文集等。有时某一问题只能找到一两篇重要文献，有必要根据它们的参考文献追索查找相关文献。但是追索查阅法往往会遗漏掉重要的内容，需要对目标化合物和重要的中间体都采取系统查阅法或将二者相结合的方法。

第四章 验证性实验项目

实验一 去甲斑蝥素中间体(外型-7-氧杂双环[2.2.1]庚烯-2,3-二羧酸酐)的合成

"斑蝥"是我国的传统中药昆虫斑蝥的干燥体,具有破血逐瘀、散结消癥、攻毒蚀疮的功效。人类使用斑蝥治疗疾病已有两千多年历史。斑蝥抗癌的主要成分为斑蝥素(Cantharidin),主要用于肝癌、食管癌及胃癌的治疗,并有独特的升高白细胞的作用。但其毒性较大,对消化道及泌尿系统有刺激作用,个别可引起心动过速、手指及面部麻木等,限制了其在临床上的应用。去甲斑蝥素(Norcantharidin)为斑蝥素的衍生物,化学名为外型-7-氧杂双环[2.2.1]庚烷-2,3-二羧酸酐,是我国自主研发的抗癌药物,于1989年投入生产(图4.1)。与斑蝥素相比,去甲斑蝥素明显减轻了对泌尿系统的刺激作用,并提高了抗癌效果。去甲斑蝥素临床上主要用于治疗原发性肝癌,对胃癌、食管癌、肺癌、乳腺癌、肠癌、皮肤癌等亦有一定的疗效。

去甲斑蝥素的合成以呋喃和马来酸酐为原料,经 Diels-Alder 加成反应制得中间体外型-7-氧杂双环[2.2.1]庚烯-2,3-二羧酸酐,再经催化氢化得到去甲斑蝥素。外型-7-氧杂双环[2.2.1]庚烯-2,3-二羧酸酐化学结构式如图4.2所示。

去甲斑蝥素的分子式:$C_8H_6O_4$;分子量:166.15。

本品为白色棱状结晶,m.p.为122~123℃。

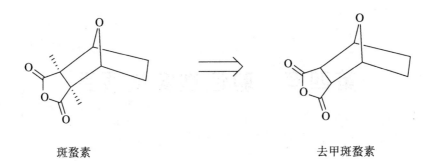

图 4.1　斑蝥素和去甲斑蝥素

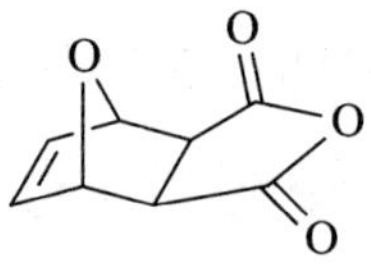

图 4.2　外型-7-氧杂双环[2.2.1]庚烯-2,3-二羧酸酐

一、实验目的

(1) 掌握结构简化原理在药物开发中的应用。

(2) 掌握 Diels-Alder 反应的基本原理。

(3) 熟悉外型-7-氧杂双环[2.2.1]庚烯-2,3-二羧酸酐合成的基本操作。

二、实验内容

(1) 外型-7-氧杂双环[2.2.1]庚烯-2,3-二羧酸酐的合成。

(2) TLC 监控反应、熔点测定。

三、实验原理

一种巧妙合成六元环的方法是 Diels-Alder 反应。它是共轭双烯对含有活性双键或三键(亲双烯)分子的 1,4 加成反应,即包含一个 4π 电子体系对 2π 电子体系的加成,因此,该反应也称[4+2]反应。改变共轭双烯与亲双烯的结构,可以得到多种类型的化合物。许多反应在室温或溶剂中加热即可进行,产率也比较高,在有机合成或药物制备中有着广泛的应用。

Diels-Alder 反应是一个高度的立体专一性反应,其特点表现如下:

(1) 共轭双烯以 s-顺式构象参与反应,两个双键固定在反式的二烯烃不起反应。

例如:

(2) 1,4 环加成反应为立体定向的顺式加成反应,加成产物仍保持共轭二烯和亲双烯原来的构型。例如:

内型(endo)　　　　　外型(exo)

(3) 反应主要生成内型(endo)而不是外型(exo)的加成产物。但可以通过改变反应条件,来得到以内型或外型为主的加成产物。例如:

(4) Diels-Alder 反应是可逆的。例如,环戊二烯在室温下反应生成双环戊二烯,后者在 170 ℃以上加热时又解聚重新生成环戊二烯。

去甲斑蝥素的中间体外型-7-氧杂双环[2.2.1]庚烯-2,3-二羧酸酐的合成是以呋喃和马来酸酐为原料,经 Diels-Alder 加成反应制得的。呋喃和马来酸酐经 Diels-Alder 反应得到的加成产物的构型可以通过反应条件来控制。例如,采用二氧六环作为溶剂在室温下反应,所得的加成产物的构型主要为内型;在乙醚、丙酮或甲苯为溶剂条件下,产物的构型主要为外型。如下列反应式所示:

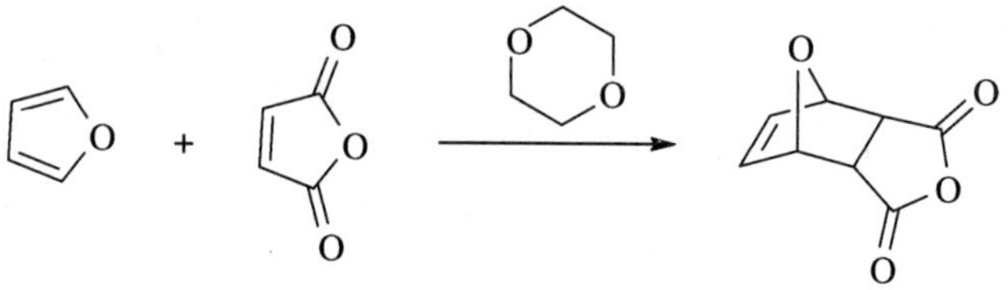

内型(endo)

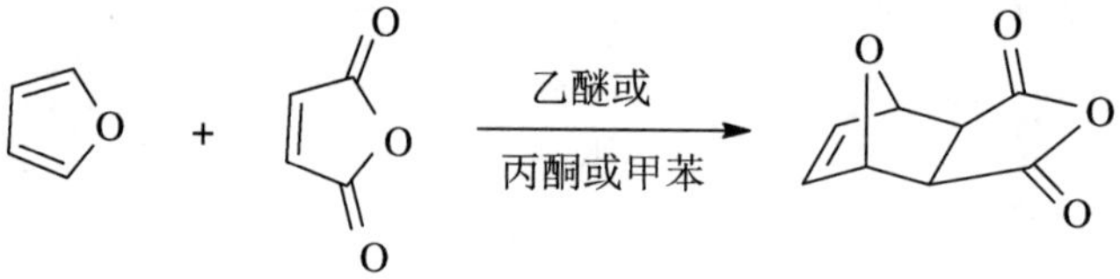

外型(exo)

四、实验材料与设备

1. 实验设备和仪器

磁力搅拌器、圆底烧瓶、球形回流冷凝管、氯化钙干燥管、布氏漏斗、抽滤瓶、熔点测定仪、三用紫外仪、点样毛细管、展开槽、烘箱。

2. 实验材料与试剂

马来酸酐、呋喃、甲苯、二氧六环、丙酮、乙醚。

五、实验步骤

(一) 外型-7-氧杂双环[2.2.1]庚烯-2,3-二羧酸酐的合成

在 100 mL 圆底烧瓶中加入甲苯 12 mL、马来酸酐 4.0 g,微热搅拌使其溶

解,然后冷却至室温后加入呋喃 3.4 mL,继续搅拌反应 2 h,TLC 监测反应完成后,冷却,待析出晶体后,以少量无水乙醚或无水乙醇洗涤,60 ℃以下减压干燥,产物约 6 g,m.p. 为 122～123 ℃。

(二) 内型-7-氧杂双环[2.2.1]庚烯-2,3-二羧酸酐的合成

在 100 mL 圆底烧瓶中加入 4.0 g 马来酸酐,10 mL 二氧六环,振摇溶解后加入 3 mL 呋喃,充分振摇后,塞住瓶口,静置 24 h 以上。抽滤析出的结晶,用少量乙醇洗涤,干燥,产物约 6 g,m.p. 为 116～118 ℃。

【注释】

由于马来酸酐遇水会生成二元酸,反应仪器和所用试剂必须干燥。

【思考题】

1. 在用 TLC 监测反应时,如何选择合适的展开剂?

2. 采用何种方法可以确定 Diels-Alder 加成反应产物的构型?

3. 写出下列 Diels-Alder 加成反应的产物:

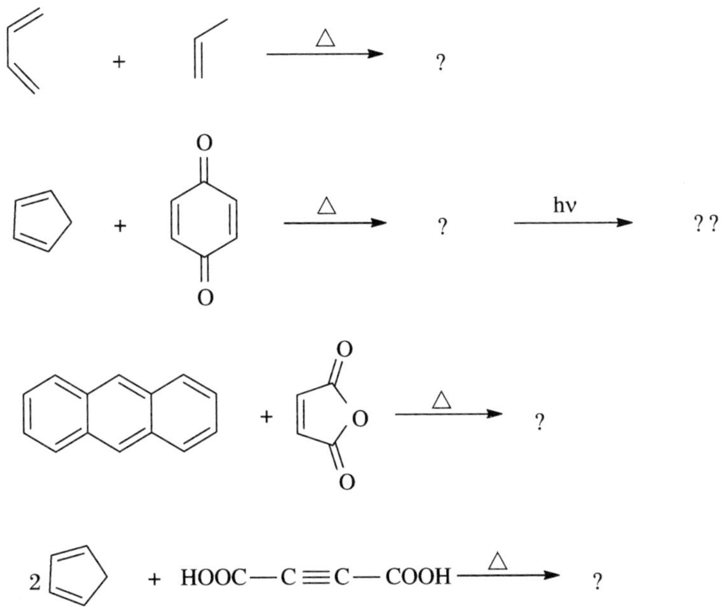

4. 请以 5 个碳原子以内(含 5 个)的原料(可以任选),合成下列化合物:

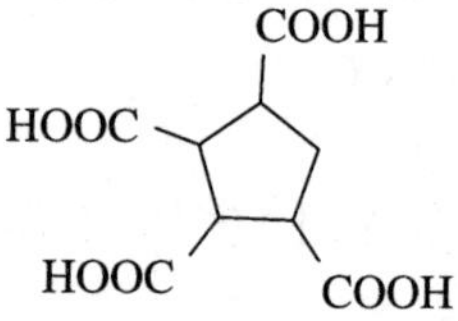

【知识拓展】

反应物取代基的电性效应影响 Diels-Alder 加成反应的活性。对于亲双烯,不饱和键上连有吸电子基团容易进行反应。α,β-不饱和羰基化合物为最重要的亲双烯。对于共轭二烯烃部分,分子中连有给电子基团时,反应速率加快。

实验二　桂皮酰哌啶的制备

我国民间有采用"白胡椒加红心萝卜"为秘方治疗癫痫病之法,疗效颇佳。后来经临床观察和药理试验,发现起治疗作用的是白胡椒,通过研究进而发现其有效成分是胡椒碱,即胡椒碱是一种治疗癫痫病的有效成分。

胡椒碱的结构比较复杂,不易合成,故常采用提取制备,但由于成本太高,不适合工业化大量生产。基于此,利用药物化学中的同系原理对胡椒碱进行结构改造时,发现3-(3,4-亚甲基二氧苯基)-丙烯酰哌啶也具有类似胡椒碱的药理作用,其结构简单,便于合成,已用于临床。临床上亦称之为抗癫灵(图4.3)。

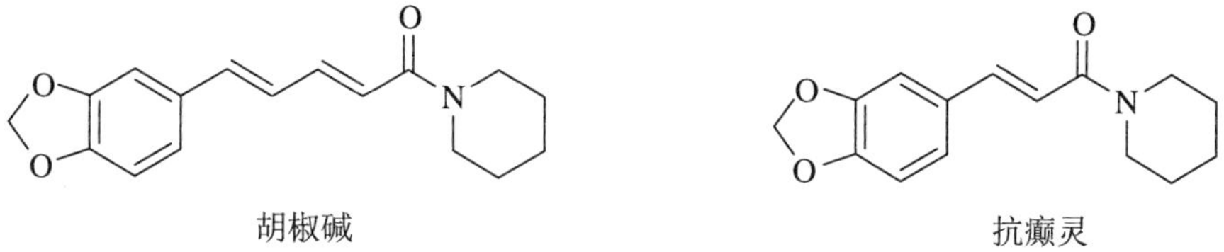

胡椒碱　　　　　　　　　　　　　　　抗癫灵

图4.3　胡椒碱与抗癫灵

由抗癫灵结构简化而得到的桂皮酰哌啶,经药理实验证实其作用与抗癫灵类似,并且具有广谱抗惊厥作用,有一定研究价值(图4.4)。

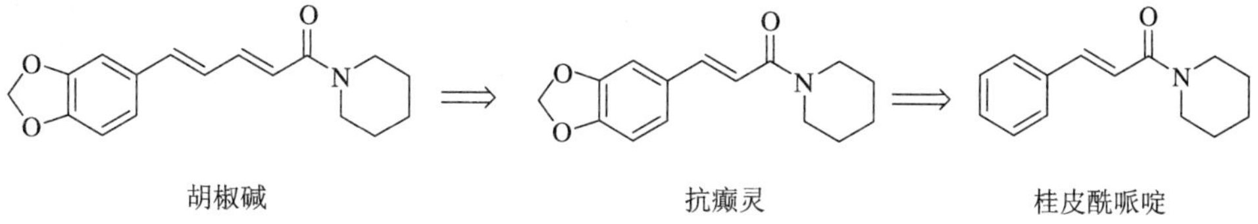

胡椒碱　　　　　　　　　　　抗癫灵　　　　　　　　　桂皮酰哌啶

图4.4　桂皮酰哌啶的合成

桂皮酰哌啶的化学结构式如图4.5所示。

桂皮酰哌啶的分子式:$C_{14}H_{17}NO$;分子量:215.30。

本品为白色或类白色晶体,无臭,无味。在乙醇中溶解,几乎不溶于水,m.p.为121~122 ℃。

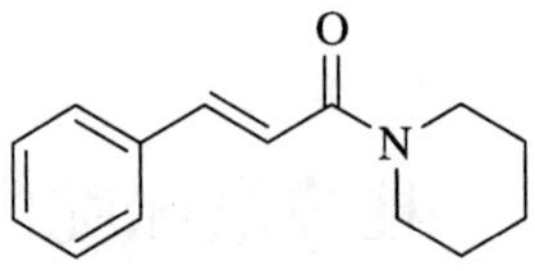

图 4.5 桂皮酰哌啶

一、实验目的

(1) 掌握氯化、酰化反应的基本原理。

(2) 熟悉无水操作及产品精制的方法。

(3) 了解桂皮酰哌啶的合成路线。

二、实验内容

(1) 桂皮酸的制备。

(2) 桂皮酰氯、桂皮酰哌啶的制备。

三、实验原理

芳香醛和酸酐在酸酐相应的碱金属盐存在下,发生类似醇醛缩合反应得到 α,β-不饱和芳香酸。这个反应用于合成桂皮酸,称为 Perkin 反应。生成的桂皮酸与二氯亚砜进行酰氯化反应得到酰氯化物,最后和哌啶缩合得到产物桂皮酰哌啶。反应过程如下:

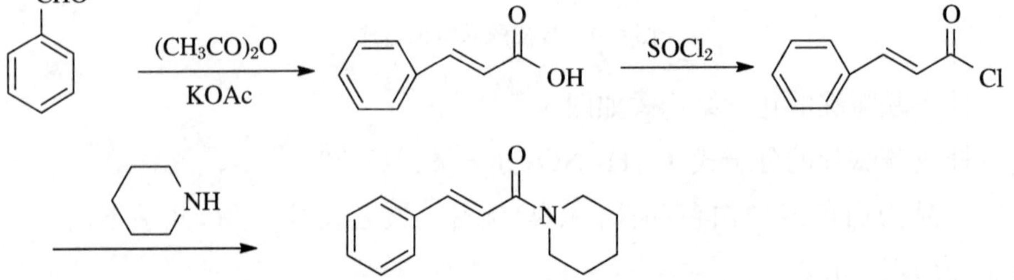

四、实验材料与设备

1. 实验设备与仪器

圆底烧瓶、空气冷凝管、氯化钙干燥管、长颈圆底烧瓶、球形冷凝管、克氏蒸馏烧瓶、温度计。

2. 实验材料与试剂

苯甲醛、酸酐、无水醋酸钾、Na_2CO_3、无水苯、$SOCl_2$、哌啶（六氢吡啶）、盐酸、无水硫酸钠、乙醇、活性炭。

五、实验步骤

（一）桂皮酸的制备

按苯甲醛-醋酐-醋酸钾（1∶1.43∶0.6，质量比）投料：在 250 mL 圆底烧瓶中加入 20 g 苯甲醛，20 mL 醋酐和新熔焙过的 12 g 醋酸钾。安装空气冷凝管及氯化钙干燥管，油浴加热回流振摇使之溶解，维持油浴温度 160 ℃（内温约 150 ℃）1.5 h，然后升温至 170 ℃（内温 160~170 ℃）持续加热 2.5 h。

反应完成后，取下反应瓶，将反应物倒入 125 mL 热水中，并用少量水冲洗反应瓶，在反应液中加入适量 Na_2CO_3，调 pH 至 8，然后倒入分液漏斗中用乙酸乙酯进行萃取（10 mL×3），水层加入适量活性炭（约 2 匙），煮沸 5 min，趁热抽滤，冷却后，慢慢滴加浓盐酸酸化，边加边搅拌，使桂皮酸结晶析出完全，抽滤，水洗涤，干燥得粗品，用水－95% 乙醇（3∶1，体积比）重结晶，得白色桂皮酸结晶，m.p. 为 131.5~132 ℃。

（二）桂皮酰氯、桂皮酰胺的制备

按桂皮酸∶$SOCl_2$∶甲苯∶哌啶（1∶0.89∶19.04∶1.15，质量比）进行投料，将干燥的桂皮酸 7.4 g 投入 250 mL 圆底烧瓶中，加入 60 mL 甲苯，再加入 $SOCl_2$ 4 mL，安装回流冷凝管，氯化钙干燥管，尾气吸收装置，在油浴上加热回流至无 HCl 产生,2.5~3 h,浴温维持在 90~100 ℃,待酰氯化反应完成后改换成蒸馏装置,减压蒸去甲苯,得到桂皮酰氯的结晶,m.p. 为 36 ℃。注意蒸出的酸性甲苯勿倒入水池中,按规定回收。

将桂皮酰氯用 100 mL 无水甲苯温热溶解,分次加入哌啶 10 mL 充分振摇,密闭室温放置 2 h 完成胺解反应。

将沉淀的哌啶盐酸盐抽滤除去,甲苯溶液用水洗涤两次(100 mL ×2),分出水层,甲苯层再用 10% HCl 约 100 mL 洗至酸性,分离除去酸水,甲苯层再用饱和 Na_2CO_3 洗至微碱性,再用水洗至中性,分出甲苯层,加入无水硫酸钠干燥 1 h(无水硫酸钠使用前应先干燥),减压蒸馏除去甲苯,析出产品,用 EtOH 重结晶,得桂皮酰哌啶,其 m.p. 为 121~122 ℃。

【注意事项】

(1) 苯甲醛容易被空气氧化成苯甲酸,工业品或开口放置过的化学纯品均应重蒸。

(2) 桂皮酸的制备过程中无水条件是反应的关键。无水醋酸钾必须新鲜熔融后制备。操作方法如下:将含水的醋酸钾在磁蒸发器中加热,盐先在自身的结晶水中溶化,水分蒸发后再结晶成固体,强热使固体再熔化,并不断搅拌片刻,趁热倒入乳钵中,固化后研碎置于干燥器中待用。

(3) 醋酐中如含有水分则分解成醋酸,影响反应。所以醋酸含量较低时应重蒸,$SOCl_2$ 易吸水分解,用后应立即盖紧瓶塞,在通风橱中量取。

【思考题】

(1) 桂皮酸的合成为什么必须在无水条件下进行?

(2) 醋酸钾为何必须新鲜熔融,如想提高收率可采取什么措施?

(3) 从羧酸制备酰氯有哪些方法? 选用 $SOCl_2$ 的优点是什么?

(4) 苯酰氯化后蒸出的酸性苯中有哪些杂质? 应该如何将其处理回收?

(5) 桂皮酸的合成反应中将反应物倒入热水中,为什么要将水事先沸腾?

【知识拓展】

桂皮酸小分子片段具有多种生物活性,基于其结构进行结构修饰与改造所获得的化合物很多。其中主要上市的药物有奥扎格雷(Ozagrel),如图 4.6 所示。它是世界上第一个上市的强力血栓素合成酶抑制剂,临床上应用于蛛网膜下腔出血术后症状的治疗,亦用于治疗支气管哮喘以及心绞痛。

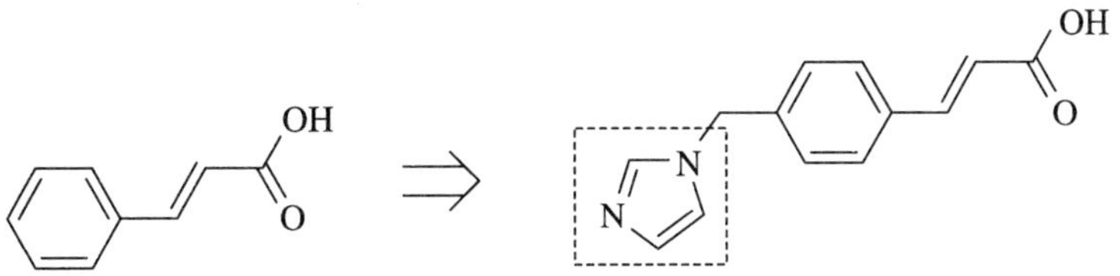

图 4.6 奥扎格雷

芳丙烯酰胺结构是药物设计中的优势片段。例如,Kuo-Hsiung Lee 等在HIV-1 病毒成熟抑制剂 Bevirimat(BVM,贝韦立马)的结构基础上,通过引入芳丙烯酰基哌嗪优势片段获得了具有优良抗 BVM 耐药病毒活性的目标分子(*J. Med. Chem.* 2016,59(19):9262-9268;https://doi.org/10.1021/acs.jmedchem.6b00461),如图 4.12 所示。

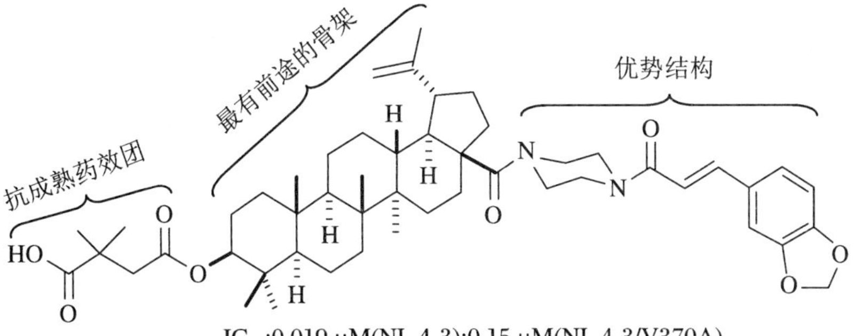

IC$_{50}$:0.019 μM(NL 4-3);0.15 μM(NL 4-3/V370A)

[贝韦立马:IC$_{50}$:0.065 μM(NL 4-3);7.71 μM(NL 4-3/V370A)]

图 4.7 贝韦立马的结构示意图

桂皮酸及其衍生物或类似物是在药物分子中引入芳丙烯酰胺结构的关键合成中间体。除采用 Perkin 反应外,芳醛与丙二酸经 Knoevenagel 反应亦可制得相应产物。例如,芳醛与丙二酸在吡啶溶剂中回流完毕后,经减压蒸馏除去吡啶→将产物碱化为羧酸盐→有机溶剂洗涤→调水相 pH→抽滤,可以较高收率制备得到系列桂皮酸及其衍生物或类似物(*Eur. J. Med. Chem.* 2015(103):506~515;http://dx.doi.org/10.1016/j.ejmech.2015.09.020),

如图 4.13 所示。

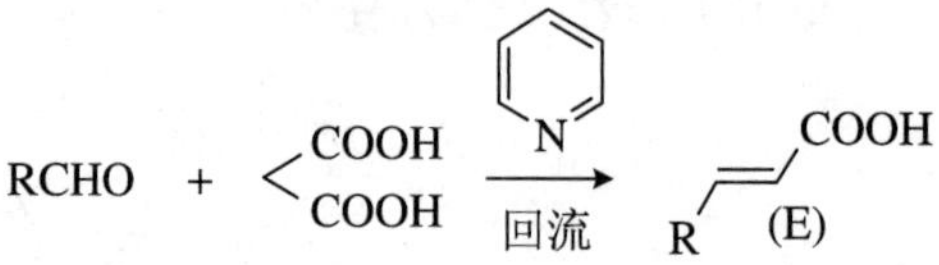

L$_1$ R=苯基	L$_4$ R=4-氟苯基	L$_7$ R=4-溴苯基	L$_{10}$ R=2-甲氧苯基
L$_2$ R=呋喃基	L$_5$ R=2-氟苯基	L$_8$ R=4-氰基苯基	L$_{11}$ R=3,4-二甲氧基苯基
L$_3$ R=噻吩基	L$_6$ R=4-氯苯基	L$_9$ R=4-硝基苯基	L$_{12}$ R=3,4,5-三甲氧基苯基

图 4.8　桂皮酸及其衍生物

实验三　烟酸的制备

烟酸(Nicotinic Acid)又名吡啶-3-羧酸,维生素 B_3 或维生素 PP,是 B 族维生素中的一种,常富集于酵素、米糠之中,可用于防治糙皮病,也可用作血管扩张药,并大量用作食品和饲料的添加剂。研究发现,烟酸还具有降低人体中胆固醇和血浆甘油三酯的作用,临床上用于高脂血症的治疗。烟酸在动物体内可转化为尼可酰胺,包含于脱氢酶的辅酶分子中,是辅酶Ⅰ(NAD)和辅酶Ⅱ(NADP)的成分。在体内这两种辅酶结构中的烟酰胺部分,具有可逆的加氢和脱氢特性,故在氧化还原过程中起传递氢的作用。作为医药合成的中间体,可以用于烟酰胺、尼可刹米和烟酸肌醇酯的生产。最初的工业化生产是通过氧化尼古丁合成烟酸,之后大多采用喹啉、2-甲基-5-乙基吡啶和 3-甲基吡啶等烷基吡啶为原料,经化学或电化学氧化合成烟酸。

烟酸的化学结构式如图 4.9 所示。

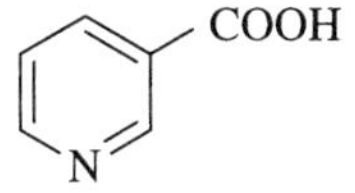

图 4.9　烟酸的化学结构式

烟酸的分子式:$C_6H_5NO_2$;分子量:123.11。

本品为无色针状结晶,m.p. 为 236~239 ℃。

一、实验目的

(1) 掌握高锰酸钾氧化法对芳香烃的氧化原理及实验方法。

(2) 熟悉酸碱两性有机化合物的分离纯化技术。

(3) 了解烟酸的合成路线。

二、实验内容

(1) 3-甲基吡啶的氧化。

(2) 烟酸的精制。

三、实验原理

烟酸可以由喹啉经氧化、脱羧合成，但合成路线长，且所用的试剂为腐蚀性的强酸。因此可以通过对 3-甲基吡啶氧化来制备。反应式如下：

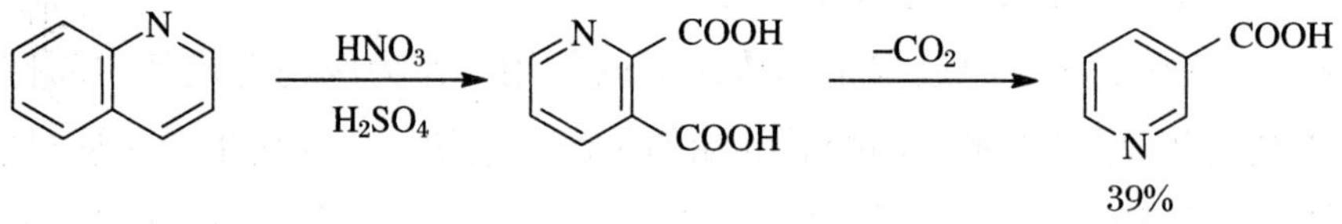

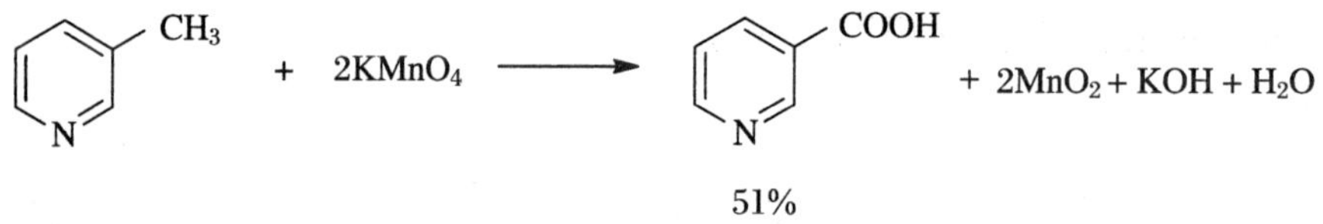

四、实验材料与设备

1. 实验设备与仪器

球形冷凝管、圆底烧瓶、三角烧瓶、尾接管、布氏漏斗、抽滤瓶、温度计、恒温磁力搅拌器。

2. 实验材料与试剂

3-甲基吡啶、高锰酸钾、浓盐酸。

五、实验步骤

将 3 g 3-甲基吡啶和 100 mL 水加入到三角烧瓶中,置于水浴中加热至 70 ℃。磁力搅拌下,将 12 g 高锰酸钾分成 10 份,分批投料。每加入一份高锰酸钾后,要待反应液紫红色褪去后再加入下一份。最初投料时反应温度应保持在 70 ℃,当投入 6 g 高锰酸钾后,将反应温度提高到 85～90 ℃,再将剩余的 6 g 高锰酸钾分批投入反应瓶中。加料完毕后,在沸水浴上加热并保持搅拌。待高锰酸钾紫色褪尽后趁热过滤,用热水将二氧化锰滤饼洗涤 3～4 次,每次 10 mL,合并滤液于烧杯中,加热浓缩蒸出约 100 mL 水。母液冷却后用滴管滴加浓盐酸(约 4 mL),调 pH 至 3.4(即烟酸的等电点,注意:用精密 pH 试纸检测)。

将溶液静置冷却,使烟酸晶体慢慢析出。过滤、收集固体产物,并用少量水洗涤,抽滤后将粗产品置于 90～100 ℃条件下干燥。滤液再浓缩,然后慢慢冷却至 5 ℃,又可得第二批产物。

粗产品可用水重结晶。烟酸为无色针状结晶,m.p. 为 236～239 ℃。

【注释】

(1) 慢慢冷却析晶,有利于减少氯化钾在产物中的含量。

(2) 分批加入高锰酸钾,有利于控制反应进程和体系温度。

【思考题】

(1) 在产物处理过程后,为什么要将 pH 调至烟酸的等电点?

(2) 本实验在对反应混合物后处理过程中,为什么强调对第二次浓缩液要做慢冷却结晶处理? 冷却速度过快会造成什么后果?

(3) 如果在烟酸产物中尚夹杂少量氯化钾,如何去除? 试拟定分离纯化方案。

(4) 高锰酸钾氧化后废水的成分有哪些? 应该如何处理?

【知识拓展】

正确的加料方式也是药物成功合成的关键,对于放热型反应,一定要控制好反应进程,避免反应过于激烈,造成飞溅现象。一旦反应温度过高,系统来不及散热,会引发很多副反应。在本实验中高锰酸钾催化的氧化反应就是一类放热反应,为了避免高温所导致的脱羧和氧化开环等副反应,采用分批少量多次地加料。Fries 重排反应也采用分批加料的方式。

实验四　枸橼酸哌嗪盐的合成

寄生虫病为常见病,是由寄生虫侵入人体而引起的疾病,分布较广,遍及世界各地。其中某些寄生虫病可发展成为某一地区的流行病。当寄生虫病流行时,对该地区的社会和经济都会造成严重的影响。

寄生虫的种类很多,不同寄生虫在形态方面的差异较大,小到能引起疟疾感染和阿米巴痢疾的单核细胞原虫,大到常见的蛔虫、蛲虫、丝虫、鞭虫等蠕虫,针对不同的寄生虫可选择不同的抗寄生虫药物。肠道寄生虫主要包括蛔虫、蛲虫、钩虫等,用以将上述寄生虫杀死或排出体外的药物称为驱肠虫药。哌嗪为最常见的驱蛔虫、驱蛲虫药,临床上用其磷酸盐或枸橼酸盐。哌嗪具有麻痹蛔虫肌肉的作用,其机制可能为哌嗪在虫体神经肌肉接头处发挥抗胆碱作用,阻断乙酰胆碱对蛔虫肌肉的兴奋作用,或改变虫体肌肉细胞膜对离子的通透性,影响神经冲动的传递;亦可抑制琥珀酸盐的产生,减少能量的供应,阻断神经肌肉接头处,使冲动不能下达。从而使蛔虫从寄生的部位脱离开,随肠蠕动而排出体外。哌嗪枸橼酸为白色结晶性粉末或半透明结晶性颗粒,无臭,味酸,微有吸湿性。易溶于水,极微溶于甲醇,不溶于乙醇、乙醚、氯仿、苯和石油醚。枸橼酸哌嗪盐常开发成宝塔糖和糖浆剂,以便于儿童服用。

枸橼酸哌嗪盐的化学结构式如图 4.10 所示。

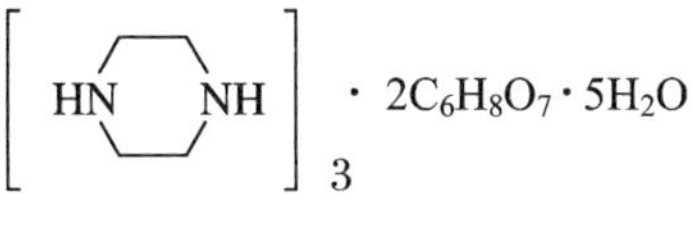

$$\left[\begin{array}{c} \text{HN} \diagup\!\!\!\diagdown \text{NH} \end{array} \right]_3 \cdot 2C_6H_8O_7 \cdot 5H_2O$$

图 4.10　枸橼酸哌嗪盐的化学结构式

枸橼酸哌嗪盐的分子式:$(C_4H_{10}N_2)_3 \cdot 2C_6H_8O_7 \cdot 5H_2O$;分子量:732.74。

本品为白色结晶性粉末或半透明结晶性颗粒,无臭,味酸。易溶于水,极微溶于甲醇,不溶于乙醇、氯仿、乙醚和苯,m.p. 为 182~187 ℃。

一、实验目的

（1）掌握枸橼酸哌嗪盐的制备方法和基本操作。

（2）熟悉药物成盐修饰的制备方法和基本操作。

（3）了解药物精制原理和操作方法。

二、实验内容

（1）六水合哌嗪的脱色。

（2）枸橼酸哌嗪盐的合成及精制。

三、实验原理

哌嗪分子结构中含有 2 个氮原子，为有机碱。利用酸碱成盐原理，将哌嗪与枸橼酸反应，形成哌嗪枸橼酸盐。由于哌嗪枸橼酸盐几乎不溶于乙醇，反应结束后往反应液中加入乙醇，使哌嗪枸橼酸盐析出结晶。合成路线如下：

$$\text{HN}\diagdown\diagup\text{NH} \cdot 6H_2O + \underset{\text{CH}_2\text{COOH}}{\overset{\text{CH}_2\text{COOH}}{\text{HO}-\text{C}-\text{COOH}}} \xrightarrow[\text{C}_2\text{H}_5\text{OH}]{\text{H}_2\text{O}} \left[\text{HN}\diagdown\diagup\text{NH}\right]_3 \cdot 2C_6H_8O_7 \cdot 5H_2O$$

枸橼酸哌嗪盐

四、实验材料与设备

1. 实验设备与仪器

磁力搅拌器、100 mL 圆底烧瓶、250 mL 烧杯、布氏漏斗、抽滤瓶。

2. 实验材料与试剂

六水合哌嗪、枸橼酸、乙醇、蒸馏水、活性炭。

五、实验步骤

取六水合哌嗪置于圆底烧瓶中,加入蒸馏水、活性碳,加热至 50～60 ℃,保温 30 min。脱色、过滤,滤液重新加入到圆底烧瓶中,加入枸橼酸,加热至 88～90 ℃,使其全溶,搅拌 1.5 h,冷却至 35 ℃,再加入乙醇,加完后冷却至 25～30 ℃,析出结晶,过滤,80 ℃干燥后得哌嗪枸橼酸盐,m.p.为 182～187 ℃。

【思考题】

(1) 为什么六水合哌嗪和枸橼酸按上述比例进行投料?

(2) 结晶水与吸附水有何区别,如何测定结晶水合物中的结晶水?

(3) 请思考哌嗪枸橼酸盐的含量测定方法。

【知识拓展】

哌嗪类基团在药物中是常见基团,常作为碱基。马来酸桂哌齐特(Cinepazide Maleate)作为哌嗪类衍生物,是一种钙通道阻滞剂,具有强效血管扩张作用,在欧洲和日本等发达国家应用广泛,并已成为治疗心脑血管疾病的一线药物(图 4.11)。

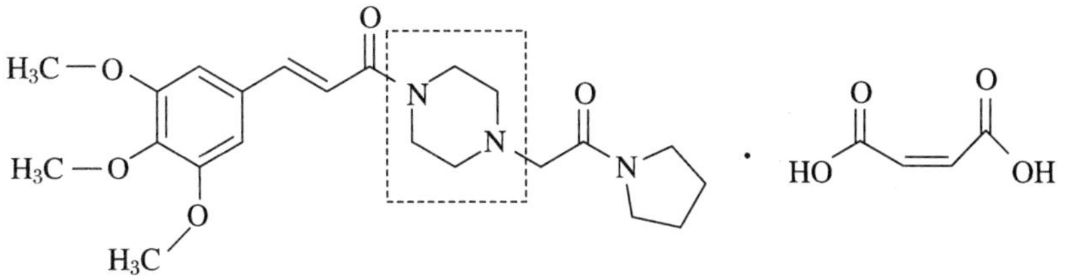

图 4.11　马来酸桂哌齐特

实验五　香豆素-3-羧酸的合成

香豆素又名 1,2-苯并吡喃酮,系白色斜方晶体或结晶粉末,具有荧光性,存在于多种植物中。早在 1820 年,人们从香豆子中发现了香豆素,其亦存在于薰衣草、桂皮的精油中。香豆素的香型为香辣型,表现为甜而有香茅草的香气,是重要的香料,常用作定香剂,用于配制香水、花露水、香精。香豆素衍生物除用作香料外,还可以用作农药、杀鼠剂、药物等。临床上具有香豆素结构的药物主要有双香豆素、华法林(Warfarin)等,具有很强的抗凝血作用。此外,一些伞形科和芸香科中药中富含香豆素类成分,比如中药补骨脂中的补骨脂内酯(Psolalen)具有光敏活性作用,用于治疗白斑病(图 4.12)。

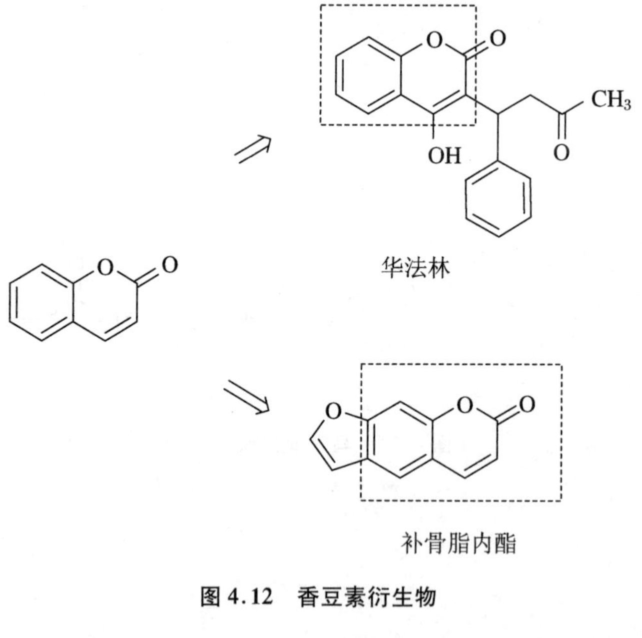

华法林

补骨脂内酯

图 4.12　香豆素衍生物

由于天然植物中香豆素含量很少,大量产品是通过合成得到的。1868 年,Perkin 用邻羟基苯甲醛(水杨醛)与醋酐、醋酸钠一起加热制得香豆素,该方法称为 Perkin 合成法。反应过程如下:

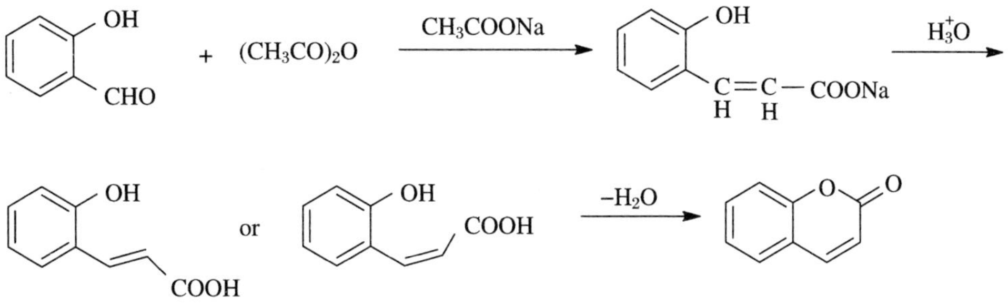

水杨醛和醋酸酐首先在碱性条件下缩合,经酸化后生成邻羟基肉桂酸,接着在酸性条件下闭环成香豆素。

本实验采用改进的方法进行合成,用水杨醛和丙二酸二乙酯在有机碱的催化下,可在较低的温度合成香豆素的衍生物。这种合成方法称为 Knoevenagel 反应。水杨醛与丙二酸酯在六氢吡啶催化下,缩合生成中间体香豆素-3-甲酸乙酯。后者加碱水解,不但酯基被水解,内酯也被水解,然后再次闭环成内酯而生成香豆素-3-羧酸。香豆素-3-羧酸化学结构式如图 4.13 所示。

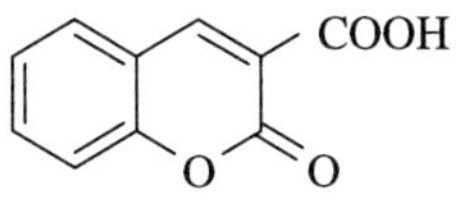

图 4.13　香豆素-3-羧酸的化学结构式

香豆素-3-羧酸的分子式:$C_{10}H_6O_4$;分子量:190.15。

本品为白色针状结晶,37 ℃时水中溶解度为 13 g/L,m. p. 为 190 ℃(dec)。

一、实验目的

(1) 掌握 Knoevenagel 反应的基本原理和操作方法。

(2) 熟悉回流和重结晶的操作。

(3) 了解 Perkin 合成法。

二、实验内容

（1）香豆素-3-甲酸乙酯的合成。

（2）香豆素-3-羧酸的合成。

三、实验原理

凡具活性亚甲基的化合物（如丙二酸酯、β-酮酸酯、氰乙酸酯、硝基乙酸酯等）在氨、胺或其羧酸盐的催化下，与醛、酮发生醛醇型缩合，脱水而得 α，β-不饱和化合物的反应称为 Knoevenagel 反应。反应结果是在羰基 α-碳上引入亚甲基。反应过程如下：

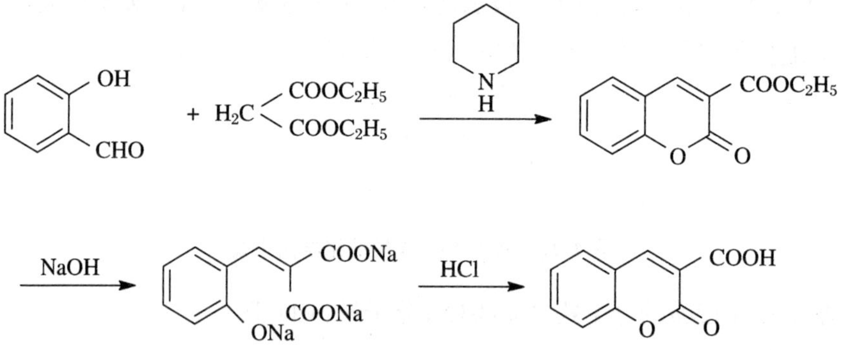

四、实验材料与设备

1. 实验设备与仪器

圆底烧瓶、干燥管、锥形瓶、球形冷凝管、恒温磁力搅拌器、布氏漏斗。

2. 实验材料与试剂

水杨醛、丙二酸二乙酯、六氢吡啶、无水乙醇、冰醋酸、95% 乙醇、NaOH、HCl、无水氯化钙。

五、实验步骤

（一）香豆素-3-甲酸乙酯的合成

在干燥的 100 mL 圆底烧瓶中，加入 4.2 mL 水杨醛、6.8 mL 丙二酸二乙酯（0.045 mmol）、25 mL 无水乙醇、0.5 mL 六氢吡啶和 2 滴冰醋酸，放入搅拌子，装上回流冷凝管和无水氯化钙干燥管。水浴加热回流 2 h。稍冷后将反应物转移到锥形瓶中，加入 30 mL 水，置于冰浴中冷却。待结晶完全后，过滤，晶体每次用 2～3 mL 50% 冰冷过的乙醇洗涤 2～3 次。产品为白色晶体，经干燥后重 6～7 g，m.p. 为 93 ℃。

（二）香豆素-3-羧酸的合成

在 100 mL 圆底烧瓶中加入 4 g 香豆素-3-甲酸乙酯、3 g 氢氧化钠、20 mL 95% 乙醇和 10 mL 水，加入搅拌子，装上回流冷凝管，水浴加热至溶解后，继续回流反应 15 min。稍冷后，在搅拌下将反应混合物加到盛有 10 mL 浓盐酸和 50 mL 水的烧杯中，立即有大量白色结晶析出。在冰浴中冷却使结晶完全，抽滤，用少量冰水洗涤晶体，压干，干燥后称重约为 3 g。粗品可用 20% 乙醇重结晶。重结晶后的纯品香豆素-3-羧酸的 m.p. 为 190 ℃（dec）。

【思考题】

（1）试写出 Knoevenagel 反应制备香豆素-3-羧酸的反应机理。

（2）在反应中加入冰醋酸的目的是什么？

（3）如何利用香豆素-3-羧酸制备香豆素？

实验六　苯妥英钠的合成

苯妥英钠(Phenytoin Sodium)的化学名为 5,5-二苯基-2,4-二咪唑烷二酮钠盐,又名大伦丁钠,为临床常用的乙内酰脲类抗癫痫药。适于治疗癫痫大发作和部分性发作,也可用于三叉神经痛及某些类型的心律不齐。

苯妥英钠的化学结构式如图 4.14 所示。

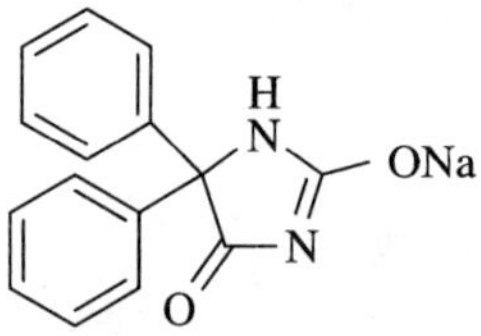

图 4.14　苯妥英钠

苯妥英钠的分子式:$C_{15}H_{12}N_2O_2Na$;分子量:274.25。

苯妥英钠为白色粉末,无臭、味苦。微有吸湿性,易溶于水,能溶于乙醇,几乎不溶于乙醚和氯仿。在空气中渐渐吸收二氧化碳转化为苯妥英,苯妥英的 m.p. 为 295~298 ℃。

一、实验目的

(1) 掌握安息香缩合反应的原理和应用。

(2) 熟悉氧化反应。

(3) 了解酸性药物成盐的实验操作。

二、实验内容

(1) 安息香的制备。

(2) 联苯甲酰的制备。

（3）苯妥英钠的制备。

三、实验设备与材料

1. 实验设备与仪器

圆底烧瓶、抽滤瓶、磁力搅拌器、锥形瓶、滴管、球形冷凝管、烧杯、布氏漏斗、真空水泵、恒温磁力搅拌器。

2. 实验材料、试剂

苯甲醛、维生素 B_1、$FeCl_3 \cdot 6H_2O$、冰醋酸、乙醇、尿素、$NaOH$。

四、实验原理

首先，苯甲醛在维生素 B_1 催化作用下生成安息香，然后，安息香氧化生成二苯基乙二酮，最后与尿素反应，经过重排生成二苯基乙内酰脲，即苯妥英钠。

合成路线如下：

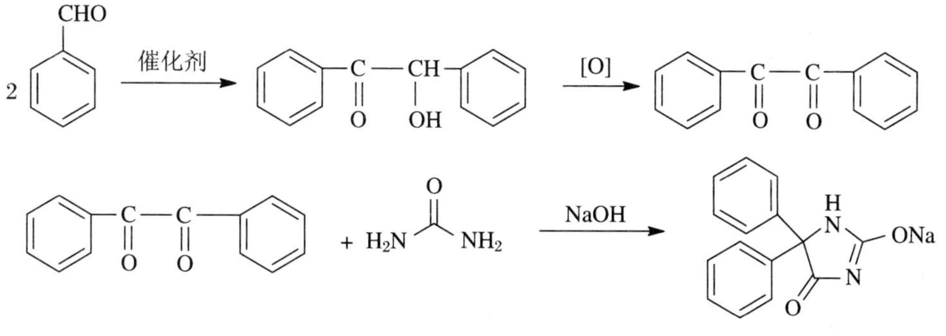

五、实验步骤

（一）安息香的制备

在 250 mL 圆底烧瓶中加入含量不少于 98% 的维生素 B_1（1.8 g，0.005 mol）、

水(3.5 mL),溶解后加入 95% 乙醇(15 mL)。在冰浴冷却下慢慢加入 3 mol/L NaOH(约 4 mL)至呈深黄色。加入新蒸馏出的苯甲醛(10 mL,10.4 g,0.098 mol)。于 60~70 ℃ 水浴中回流 90 min,停止加热。自然冷却 6 h,析出白色结晶,抽滤,用冷水 50 mL 洗涤,干燥后得粗产品 7.8 g,收率为 76.55%。用 95% 乙醇重结晶,烘干后得安息香 7.3 g,m.p. 为 135~136.2 ℃。

(二) 联苯甲酰的制备

在 250 mL 圆底瓶中,加入 $FeCl_3 \cdot 6H_2O$(15 g,0.05 mol)、冰醋酸(17 mL)、水(9 mL)。加热至沸 3 min。加入安息香(5.3 g,0.025 mol),继续加热回流 50 min。冷却后加水(100 mL),煮沸,冷却析出黄色固体,抽滤,粗产品用 95% 乙醇(20 mL)重结晶,趁热过滤,冷却析出黄色长针状结晶。抽滤,让结晶自然风干,得联苯甲酰 10.0 g,m.p. 为 95.0~96.0 ℃,收率 95% 以上。

(三) 苯妥英钠的制备

在圆底烧瓶中加入联苯甲酰(5.5 g,0.026 mol)、95% 乙醇(20 mL),水浴温热令其溶解;在振摇下将 NaOH(4 g)溶于水(12 mL)的溶液加入圆底烧瓶中,再加入尿素(2.0 g,0.03 mL)。水浴中回流 50 min,冷却,移入烧杯中,加水 250 mL,用 6 mol/L HCl 调 pH 至 4~5 完全析出白色沉淀。抽滤,用 100 mL 水洗涤,抽干,烘干得苯妥英 4.85 g,m.p. 为 295~298 ℃。将苯妥英溶解于计算量的 3 mol/L NaOH 溶液中,并减压浓缩,钠盐即结晶析出,再重结晶精制即得纯品。

【注意事项】

(1) 注意维生素 B_1 催化的安息香缩合反应中 pH 的调节。

(2) 制备钠盐时,如水量过多,会降低收率,因此要严格按比例加氢氧化钠溶液。

(3) 如果苯妥英钠析不出,可加氯化钠至饱和,促进析晶。

【思考题】

(1) 试述维生素 B_1 在安息香缩合反应中的作用(催化机理),安息香缩合还可以用什么催化剂?

（2）本品精制的原理是什么?

【知识拓展】

苯妥英合成中常采用联苯甲酰与尿素在 NaOH 作用下生成苯妥英钠,该方法易产生较多的二苯乙炔二脲副产物,且产率较低。陈艳君等采用 4-二甲氨基吡啶（DMAP）作为催化剂,在以正丁醇和水组成的两相反应体系中完成联苯甲酰与尿素的环缩合反应,可大幅减少副产物的生成,高产率得到高纯度苯妥英。4-二甲氨基吡啶是近年来在有机合成中广泛应用的新型高效酰化催化剂,其结构上二甲氨基的孤电子对与吡啶母环共轭,提高了母环上氮原子的亲核取代活性,表现出显著的酰化催化效果（《化学试剂》,2020,42（9）:1108-1111）。反应过程如下:

实验七　对乙酰氨基酚的合成

对乙酰氨基酚又名扑热息痛(Paracetamol)，化学名为 4'-羟基乙酰苯胺，属于解热镇痛药。主要用于感冒发热、关节痛、神经痛、偏头痛、癌痛及手术痛等。

对乙酰氨基酚的化学结构式如图 4.15 所示。

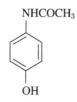

图 4.15　对乙酰氨基酚(扑热息痛)

对乙酰氨基酚的分子式：$C_8H_9NO_2$；分子量：151.16。

对乙酰氨基酚为白色结晶性粉末，m. p. 为 169～171 ℃；无臭味，微苦。在热水或乙醇中易溶，在丙酮中溶解，在水中略溶。对乙酰氨基酚的合成通常由对硝基酚钠经还原得到对氨基酚，然后再酰化得对乙酰氨基酚。

一、实验目的

(1) 掌握药物的精制、杂质检查等方法。

(2) 熟悉易氧化产品的重结晶操作。

(3) 了解选择性乙酰化的方法。

二、实验内容

(1) 对乙酰氨基酚的制备。

（2）对乙酰氨基酚的精制。

三、实验原理

对氨基苯酚在一定条件下与乙酸酐发生 N-酰化反应生成对乙酰氨基酚，在酰化过程中，不同的酰化剂和反应条件会影响酰化产率。其合成路线如下：

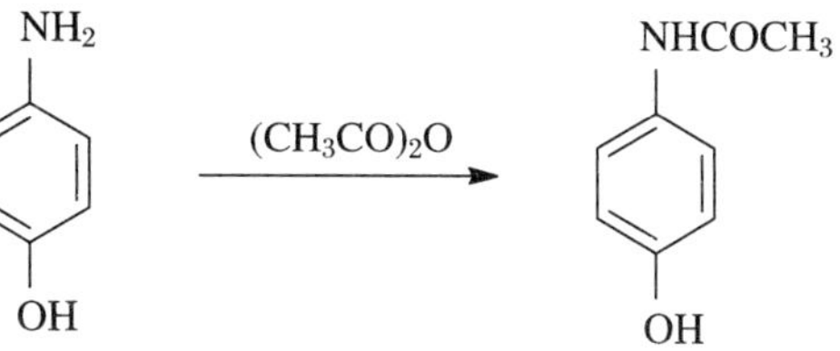

四、实验材料与设备

1. 实验仪器和设备

球形冷凝管、圆底烧瓶、抽滤瓶、布氏漏斗、锥形瓶、恒温磁力搅拌器、真空循环水泵。

2. 实验材料与试剂

对氨基苯酚、醋酐、亚硫酸氢钠、水、活性炭、稀盐酸、碱性 β-萘酚试液、饱和亚硝酸钠试液。

五、实验步骤

1. 对乙酰氨基酚的制备

50 mL 圆底烧瓶中加入对氨基苯酚 3 g，水 10 mL，醋酐 4 mL，轻轻振摇使之成均相。再于 80 ℃ 水浴中加热反应 30 min，放置冷却后，有固体析出，用布氏漏斗抽滤，滤饼以 10 mL 冷水洗 2~3 次，抽干，干燥，得白色结晶性对乙酰氨基酚粗品。

2. 对乙酰氨基酚的精制

50 mL 圆底烧瓶加入对乙酰氨基酚粗品,每克粗品用水 5 mL,加热使之溶解,稍冷后加入活性炭 0.5 g,煮沸 5 min,在抽滤瓶中预先加入亚硫酸氢钠 0.3 g,趁热过滤,滤液放冷析晶,过滤,滤饼以 0.5% 亚硫酸氢钠溶液 5 mL 分 2 次洗涤,抽干,得白色对乙酰氨基酚纯品。

3. 对乙酰氨基酚的鉴别

取对乙酰氨基酚 0.1 g,加稀盐酸 5 mL,置水浴中加热 40 min,放冷;取 0.5 mL,滴加饱和亚硝酸钠试液 5 滴,摇匀,用水 3 mL 稀释后,加碱性 β-萘酚试液 2 mL,振摇,即显红色。

【注意事项】

(1) 对氨基苯酚的质量是影响对乙酰氨基酚产量、质量的关键。

(2) 酰化反应中,加水 30 mL。有水存在,醋酐可选择性地酰化氨基而不与酚羟基作用。若以醋酸代替醋酐,则难以控制氧化副反应,且反应时间长,产品质量差。

(3) 加入亚硫酸氢钠可防止对乙酰氨基酚被空气氧化,但亚硫酸氢钠浓度不宜过高,否则会影响产品质量。

【思考题】

(1) 酰化反应为何选用醋酐而不用醋酸作酰化剂?

(2) 加亚硫酸氢钠的目的何在?

(3) 对乙酰氨基酚中的特殊杂质是何物? 它是如何产生的?

【知识拓展】

对氨基苯酚主要由对硝基苯酚的还原而制得的,制备方法中铁粉还原法具有生产规模小、成本高、污染严重的缺点,每生产 1 吨对氨基苯酚至少产生 2 吨含有机物的铁泥及废水;而催化氢化法工艺简单、产品质量高、环境污染小。

实验八 贝诺酯的合成

贝诺酯(Benorilate)为 4-羟基乙酰苯胺的乙酰水杨酸酯,又名扑炎痛。由对乙酰氨基酚(扑热息痛)和阿司匹林采用前药和拼合原理制成,将阿司匹林的羧基和对乙酰氨基酚的酚羟基进行缩合。该药不良反应较小,口服无刺激,在体内分解又重新生成原来的两种药物,共同发挥解热镇痛作用。适用于急慢性风湿性关节炎、风湿痛、感冒发烧、头痛及神经痛。特别适合老人和儿童使用。

贝诺酯的化学结构式如图 4.16 所示。

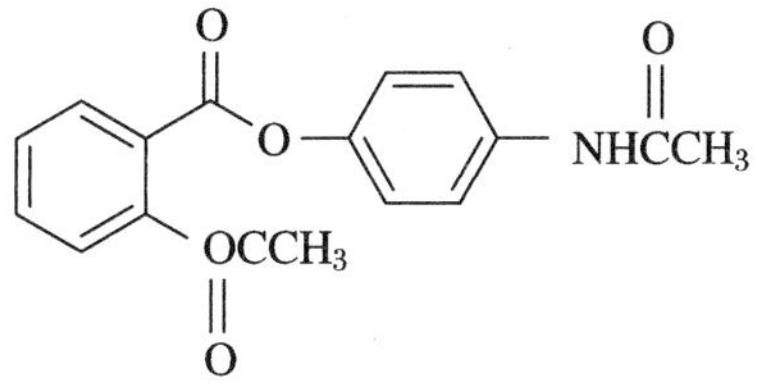

图 4.16 贝诺酯的化学结构式

贝诺酯的分子式:$C_{17}H_{15}NO_5$;分子量:313.30。
本品为白色结晶性粉末,m.p. 为 174～178 ℃。易溶于热醇,不溶于水。

一、实验目的

(1) 掌握反应中产生有害气体的吸收方法和无水操作的技能。
(2) 熟悉酯化反应的操作方法。
(3) 了解拼合原理在药物化学结构修饰中的应用。

二、实验内容

(1) 乙酰水杨酰氯的制备。

（2）贝诺酯的制备。

（3）贝诺酯的精制。

三、实验原理

　　阿司匹林(2-乙酰氧基苯甲酸)与二氯亚砜在少量吡啶催化下进行羧基的卤化反应,生成 2-乙酰氧基苯甲酰氯。

　　对乙酰氨基酚在氢氧化钠作用下生成钠盐,再与 2-乙酰氧基苯甲酰氯进行酰基化反应(Schotten-Baumann 反应),生成 2-乙酰氧基苯甲酸-4-乙酰氨基苯酯(贝诺酯)。合成过程如下：

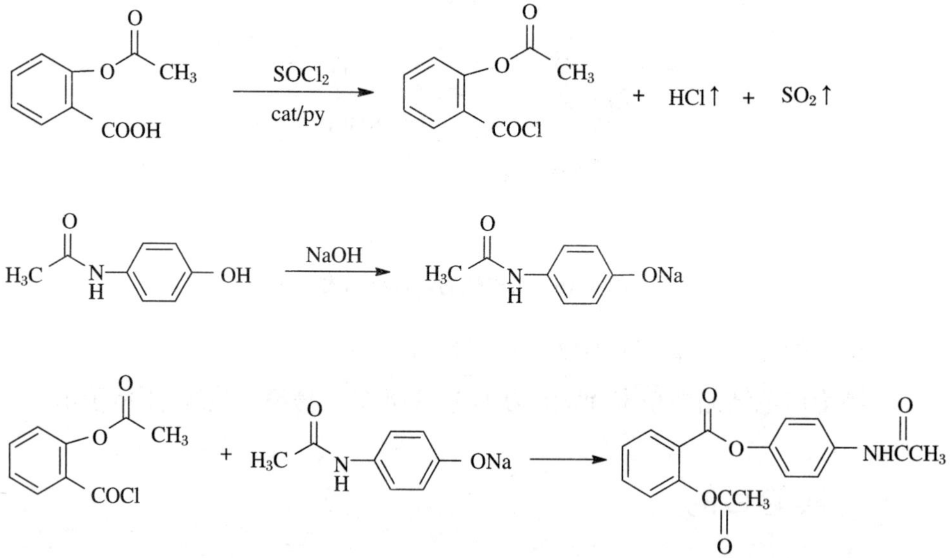

四、实验材料与设备

1. 实验仪器和设备

　　三颈烧瓶、球形冷凝管、圆底烧瓶、滴液漏斗、导气管、抽滤瓶、布氏漏斗、锥形瓶、恒温磁力搅拌器、循环水真空泵。

2. 实验材料与试剂

阿司匹林、氯化亚砜、吡啶、对乙酰氨基酚、氢氧化钠、无水丙酮。

五、实验步骤

1. 乙酰水杨酰氯的制备

在装有回流冷凝管（上端附有氯化钙干燥管，排气导管通入氢氧化钠溶液吸收）和温度计的 150 mL 三颈瓶中，加入搅拌子、阿司匹林 9 g、氯化亚砜 5 mL，滴入吡啶 1~2 滴，置油浴上缓缓加热溶解，约在 50 min 左右升至 75℃，维持 70~75℃，搅拌（2~3 h）至无气体逐出。反应完毕后改成减压蒸馏装置，用真空水泵减压。减压蒸去过量的氯化亚砜。冷却，得乙酰水杨酰氯，加入无水丙酮 6 mL，混匀密封备用。

2. 贝诺酯的制备

在装有搅拌子、恒压滴液漏斗、温度计的 150 mL 三颈瓶中，加入对乙酰氨基酚 8.6 g，水 50 mL 搅拌下，于 10~15℃缓缓加入氢氧化钠 18 mL（氢氧化钠 3.3 g 加水至 18 mL），降温至 8~12℃，慢慢滴加上述制得的乙酰水杨酰氯无水丙酮溶液（约 20 min 滴加完毕），调节 pH 9~10，于 20~25℃搅拌 1.5~2 h，反应完毕后，抽滤，用水洗至中性，烘干，得粗品。

3. 贝诺酯的精制

将粗品用 95%乙醇精制，得精品 5~7 g，m.p. 为 174~178℃。

【注意事项】

（1）本反应是无水操作，所用仪器必须事先干燥，这是关系到本实验能否成功的关键。在酰氯化反应中，氯化亚砜作用后，放出氯化氢和二氧化硫气体，刺激性、腐蚀性较强，若不吸收，则会污染空气，损害人体健康，应用碱液吸收。

（2）为了便于搅拌，观察内温，使反应更趋完全，可适当增加氯化亚砜用量至 6~7 mL。

（3）吡啶仅起催化作用，用量不得过多，否则影响产品的质量和产量。

（4）在反应过程中，注意控制反应温度在 70~75℃为佳，不宜超过 80℃。反应温度太低，不利于反应进行，温度太高，氯化亚砜易挥发。

（5）在减压蒸去氯化亚砜时应注意观察，防止水泵压力变化引起水倒吸。若发现水倒吸进接收瓶，应立即将接收瓶取下，放入水槽中用大量的水冲洗稀释。切勿将接收瓶密塞，因为氯化亚砜见水分解会放出大量氯化氢和二氧化硫气体。反应式如下：

$$SOCl_2 + H_2O \longrightarrow HCl\uparrow + SO_2\uparrow$$

（6）分析纯丙酮加入炒过的无水硫酸钠干燥后即可。

【思考题】

（1）由羧酸制备酰氯常用的方法有哪些？

（2）由羧酸和氯化亚砜反应制备酰氯会发生什么后果？为什么？

（3）什么叫拼合原理？在药物化学中有什么意义？

（4）贝诺酯制备为什么用先制备对乙酰氨基酚钠，再与乙酰水杨酰氯进行酯化的方法，而不是直接酯化？

【知识拓展】

（1）由于酚羟基的 O 原子与苯环间存在着 p-π 共轭效应，使酚羟基的 O 原子电子云密度降低，所以其活性较醇羟基弱，所以酚 O-酰化一般采用酰氯、酸酐等较强的酰化剂。

（2）采用酰氯为酰化剂时，反应中一般加入氢氧化钠、碳酸钠、醋酸钠等无机碱或三乙胺、吡啶等有机碱为缚酸剂或催化剂。

实验九　对羟基苯乙酮的制备

茵陈具有清热、利湿、退黄疸的功效,为治疗肝胆疾病的一味中药。研究发现,对羟基苯乙酮(4-hydroxyacetophenone)为其利胆有效成分之一,又称针枞酚(Piceol)。研究发现本品可增加大鼠胆汁的分泌,同时也能增加胆汁中胆酸、胆红素的排出量,对四氯化碳引起的肝损伤也有同样作用。临床上主要用于治疗肝炎,并具有退黄疸疗效。目前,对羟基苯乙酮一般采用化学合成方法制备。其化学结构式如图 4.17 所示。

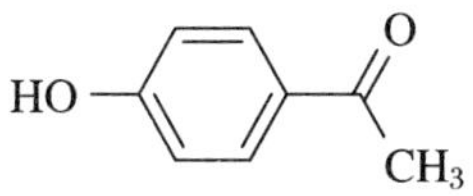

图 4.17　对羟基苯乙酮的化学结构式

对羟基苯乙酮的分子式:$C_8H_8O_2$;分子量:136.15。

本品为白色或类白色针状结晶,易溶于热水、甲醇、乙醇、氯仿、乙醚、丙酮、苯,难溶于石油醚,m.p. 为 108～111 ℃。

一、实验目的

(1) 掌握 Fries 重排反应的基本原理。

(2) 熟悉减压蒸馏基本操作。

(3) 了解对羟基苯乙酮的作用及其他合成方法。

二、实验内容

(1) 乙酰苯酚的制备。

(2) 对羟基苯乙酮的制备。

三、实验原理

醇与酸作用生成酯的反应称为酯化反应。酚类化合物虽然也能起酯化反应,但比醇困难。这是因为酚中存在的 p-π 共轭效应,降低了氧周围的电子云密度,使其亲核性比醇弱。所以酚不能直接与酸生成酯,而要与酸酐或酰氯等强酰化试剂作用才能生成酯。

酚酯在三氯化铝存在下加热,酰基可重排到羟基的邻位或对位,称为 Fries 重排。通常在低温下易生成对位异构体。合成过程如下:

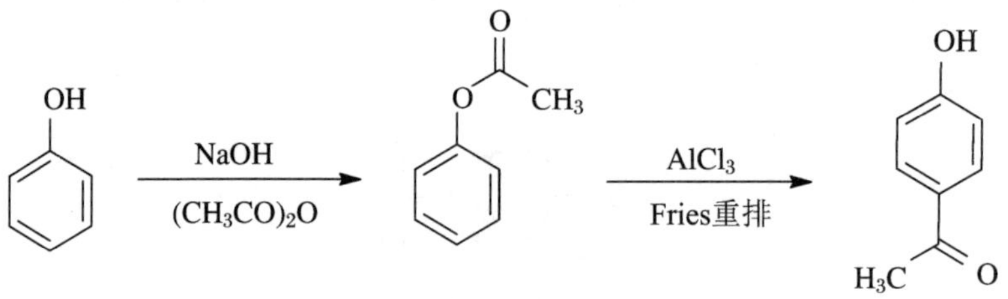

四、实验材料与设备

1. 实验设备与仪器

恒温磁力搅拌器、长颈圆底烧瓶、量筒、分液漏斗、蒸馏瓶、直形冷凝管、克氏蒸馏头、球形冷凝管、空气冷凝管、锥形瓶、尾接管、三颈烧瓶、温度计。

2. 实验材料与试剂

苯酚、醋酐、四氯化碳、硝基苯、NaOH、$NaHCO_3$、无水 $AlCl_3$、盐酸、KOH、无水 Na_2SO_4、$CHCl_3$、无水 $CaCl_2$。

五、实验步骤

1. 乙酰苯酚的制备

取 500 mL 长颈圆底烧瓶,加入 23.5 g 苯酚,再加入 10% NaOH 溶液

160 mL,后加入 175 g 碎冰,最后加入 32.5 g 醋酐,猛烈振摇反应容器 5 min,反应液乳化,生成乙酰苯酚,将混合液倾入 500 mL 分液漏斗中,加入 10 mL CCl$_4$ 振摇,静置,分层,水层再用 10 mL CCl$_4$ 萃取,合并有机层,用 5%~10% NaHCO$_3$ 溶液洗涤,有机层(即 CCl$_4$ 层)置于锥形瓶中,用适量无水 CaCl$_2$ 干燥,不时地振摇约 1 h,然后滤至 100 mL 蒸馏烧瓶中,在油浴上缓慢蒸馏收集 192~197 ℃ 的馏分,称重,计算收率。

2. 对羟基苯乙酮的制备

取乙酰苯酚 15 g,硝基苯 35 mL,放入 250 mL 三颈烧瓶中,在搅拌下分批加入无水 AlCl$_3$ 24 g,用油浴加热,控制反应液温度 60 ℃ 左右,2 h 反应完毕,在通风橱内将反应液倾入 200 g 冰水中,并迅速搅拌,滴加 6 N 盐酸酸化至 pH 1~2,用 500 mL 分液漏斗分出硝基苯层,置于 500 mL 长颈圆底烧瓶中,用 5%~10% KOH 溶液中和至微酸性或中性,进行水蒸气蒸馏,至硝基苯蒸净为止(约 1 h),水层用 CHCl$_3$ 提取三次(20 mL、15 mL、10 mL),合并 CHCl$_3$ 萃取液置于 100 mL 锥形瓶中,加适量的无水 Na$_2$SO$_4$ 干燥,摇匀后放置约 20 分钟,滤除 Na$_2$SO$_4$,蒸馏除净 CHCl$_3$ 后得粗品,粗品用水重结晶,产品置于烘箱中干燥,称重,计算收率,测熔点。

【注意事项】

(1) CCl$_4$、CHCl$_3$、硝基苯均为有害毒品,尽量使之少逸出,尽量少吸入,最好在通风橱中操作。

(2) 无水 AlCl$_3$ 勿与水和皮肤接触,若有少量沾到皮肤上,可用大量水冲洗,放置时要快,防止吸水失效。

(3) 对药品的质量必须严格控制,本产品需从以下几方面保证质量:选择最佳的合成路线;选择最佳的反应条件,如反应物的投料比、反应时间、pH、温度等;对产品进行合理的精制。

【思考题】

(1) 在对羟基苯乙酮制备中高温对反应有何影响?为什么?

(2) 硝基苯为常用试剂,沸点为 210 ℃,为何能用水蒸气蒸馏法蒸出?有何方法判断硝基苯全部蒸出?

（3）酯层为什么用 5%～10% KOH 溶液洗涤？

【知识拓展】

（1）酚酯在催化剂作用下生成邻羟基芳酮和对羟基芳酮的反应称为 Fries 重排反应。Fries 反应与 Friedel-Crafts 反应有关，是一种自身酰化的过程，催化剂大多是 Lewis 酸或 Bronsted 酸类催化剂，如 $AlCl_3$、$ZnCl_2$、HF、H_2SO_4 等。

（2）反应温度对反应产物影响很明显，低温有利于形成对位异构体，高温有利于形成邻位异构体，这是由于对位产物的生成速度受动力学控制影响，而邻位产物受热力学控制影响。

实验十 磺胺醋酰钠的合成

磺胺是临床上应用最早的磺胺类抗菌药,但水溶性小,不便应用,磺胺分子中的磺酰氨基近乎中性。虽然可与 NaOH 成盐而水溶性增大,但极易水解,水溶液呈强碱性,也不能应用于临床。如果将磺酰氨基进一步酰化,酸性增强,成钠盐后,水解性减低,碱性减弱,就能在临床上应用,其乙酰化产物即为磺胺醋酰(Sulphacetamide,SA),其钠盐为磺胺醋酰钠(Sulphacetamide Sodium,SA-Na)。

磺胺醋酰钠的化学名为 N-[(4-氨基苯基)-磺酰基]-乙酰胺钠-水合物,化学结构式如图 4.18 所示。

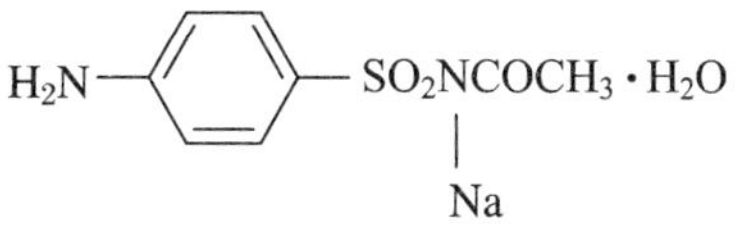

$$H_2N\!-\!\!\!\langle\ \rangle\!\!\!-\!SO_2NCOCH_3 \cdot H_2O$$
$$|$$
$$Na$$

图 4.18 磺胺醋酰钠的化学结构式

磺胺醋酰钠的分子式:$C_8H_9N_2NaO_3S \cdot H_2O$;分子量:236.22。

本品为白色结晶性粉末;无臭味,微苦,易溶于水,微溶于乙醇、丙酮。

磺胺醋酰钠和对氨基苯甲酸结构相似,能竞争性抑制细菌的二氢叶酸合成酶,从而抑制细菌的生长和繁殖,属于广谱抗菌药。目前,磺胺醋酰钠主要用于由易感细菌引起的浅表性结膜炎、角膜炎、睑缘炎等,也可用于沙眼和衣原体感染的辅助治疗,霉菌性角膜炎的辅助治疗以及眼外伤、慢性泪囊炎、结膜、角膜及内眼手术的前后预防感染等。

磺胺醋酰为制备磺胺醋酰钠的原料,其最早合成于 1941 年,被中国及多国药典收载。磺胺醋酰钠除在临床上应用广泛外,尚有其银盐、锌盐、铜盐等金属盐的研究报道。其疗效肯定,副作用小,不失为一种较好的抗菌类药物。

一、实验目的

（1）掌握乙酰化反应的原理。

（2）通过磺胺醋酰钠的合成，掌握如何控制反应过程中的 pH、温度等条件及利用生成物与副产物不同的性质来分离副产物，达到分离纯化的目的。

（3）了解磺胺醋酰合成的基本路线。

二、实验内容

（1）磺胺醋酰的制备。

（2）磺胺醋酰钠的制备。

三、实验原理

以磺胺为原料，乙酸酐为酰化剂，在 pH 12～14 的碱液中对磺酰氨基 N 上进行选择性酰化来制备磺胺醋酰；通过调节 pH 除去副产物，精制得符合熔点要求的磺胺醋酰后，用 5% NaOH 乙醇溶液与其成盐来制备磺胺醋酰钠。合成路线如下：

四、实验材料与设备

1. 实验设备与仪器

三颈烧瓶、球形冷凝管、温度计、滴液漏斗、烧杯、布氏漏斗、抽滤瓶、真空循环水泵、磁力加热搅拌器。

2. 实验材料与试剂

磺胺、乙酸酐、氢氧化钠、盐酸、活性炭。

五、实验步骤

1. 磺胺醋酰的制备

在装有温度计、搅拌子和回流冷凝管的三颈烧瓶中投入磺胺 26 g 以及 22.5% 氢氧化钠溶液 33 mL,搅拌,水浴加热至 50 ℃ 左右。

待物料溶解后,滴加乙酸酐 7.5 mL,约 5 min 后滴加 77% 氢氧化钠溶液 4.5 mL,并保持反应液 pH 在 12~13 之间。随后剩余的 13 mL 醋酐和 14.5 mL 77% 氢氧化钠溶液每隔 5 min 交替滴加,每次 2 mL,滴加乙酸酐总量为 20.5 mL,加料期间反应温度维持在 50~55 ℃,反应液 pH 在 12~14 之间。反应结束后,将反应液倾入 250 mL 烧杯中,加水 30 mL 稀释,滴加浓盐酸酸化至 pH 7,于冰水浴中冷却 15 min,析出未反应原料磺胺,过滤,滤饼用少量冰水洗涤,滤液与少量洗液合并后用浓盐酸调 pH 至 4~5,有固体析出,过滤,将滤饼压紧抽干,滤饼用 3 倍量的 10% 盐酸溶液溶解,放置 15 min,抽滤,除去不溶物,滤液加少量活性炭脱色 10 min,过滤,滤液用 40% NaOH 溶液调 pH 至 5,析出磺胺醋酰粗品,过滤,滤饼用 10 倍左右的水加热,使产品溶解,趁热过滤,滤液放冷,慢慢析出结晶,过滤,干燥,得磺胺醋酰精制品,m. p. 为 179~182 ℃。

2. 磺胺醋酰钠的制备

将所得的磺胺醋酰精制品放入 100 mL 烧杯中,以少量水浸润后,于水浴上加热至 90 ℃,用滴管滴加 40% NaOH 溶液至 pH 为 7~8 恰好溶解,趁热过滤,滤液移至烧杯中,冷却析出晶体,滤取结晶,干燥,得磺胺醋酰钠。

【注意事项】

(1) 本实验中使用的 NaOH 溶液有多种不同浓度,在实验中切勿用错,否则会导致实验失败。

(2) 滴加醋酐和 NaOH 溶液是交替进行的,每滴完一种溶液后,让其反应 5 min 后,再滴加另一种溶液。滴加是用滴管加入,一滴一滴添加为宜。

(3) 反应中保持反应液 pH 在 12~13 之间很重要,否则收率将会降低。

(4) 在 pH 为 7 时析出的固体不是产物,应弃去。产物在滤液中,切勿弄错。在 pH 4~5 析出的固体是产物。

(5) 在本实验中,溶液 pH 的调节是反应能否成功的关键,应小心注意,否则会导致实验失败或收率降低。

(6) 氢氧化钠固体及溶液具有强腐蚀性,不慎沾上时,应及时用大量清水冲洗。

(7) 醋酐具有催泪性和腐蚀性,取用时在通风橱中进行,不慎沾上时,应及时用大量清水冲洗。

(8) 醋酐酰化时有副产物双乙酰化物产生(图 4.19)。

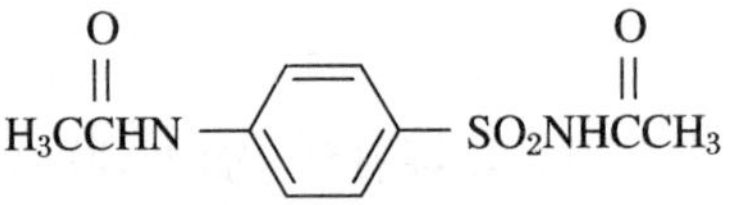

图 4.19 双乙酰磺胺

【思考题】

(1) 反应中使用 NaOH 溶液的作用是什么?

(2) 在制备磺胺醋酰(SA)时,芳伯胺基可发生酰化吗?

(3) 该制备中产生哪些副产物,应如何减少副产物、提高收率?

【知识拓展】

反应体系中添加适量相转移催化剂(如 TEBA)能加快反应速率,提高产率。

实验十一　阿司匹林的合成

阿司匹林(Aspirin)的化学名为 2-乙酰氧基苯甲酸,诞生于 1899 年,作为医药史上三大经典药物之一,至今仍是世界上应用最广泛的解热、镇痛和抗炎药,用于治疗伤风、感冒、头痛、发烧、神经痛、关节痛及风湿病等。近年来,研究又发现阿司匹林具有抑制血小板凝聚的作用,其治疗范围又进一步扩大到预防血栓形成,治疗心血管疾患。2015 年美国预防服务医疗小组起草推荐书,建议将阿司匹林用于预防心脑血管疾病和结直肠癌。阿司匹林的化学结构式如图4.20 所示。

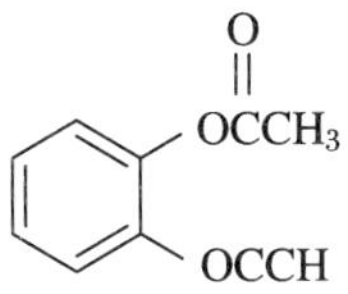

图 4.20　阿司匹林的化学结构式

阿司匹林的分子式:$C_9H_8O_4$;分子量:180.16。

阿司匹林为白色针状或板状结晶,无臭或微带醋酸臭,m. p. 为 135～140 ℃,易溶乙醇,可溶于氯仿、乙醚,微溶于水。

一、实验目的

(1)掌握酯化反应和重结晶的原理及基本操作。

(2)熟悉阿司匹林中杂质的来源和鉴别。

(3)了解阿司匹林的结构修饰与改造。

二、实验内容

（1）阿司匹林的合成。
（2）阿司匹林的精制。

三、实验原理

阿司匹林是由水杨酸和醋酐在催化剂作用下进行酯化反应制备而得的。由于水杨酸结构中具有羧基和酚羟基，均可发生酯化反应。另外，由于水杨酸中的酚羟基和羧基易形成分子内氢键，对酯化反应具有一定的阻碍作用。故在生成乙酰水杨酸的同时，水杨酸分子之间也可以发生缩合反应，生成少量的聚合物如双乙酰水杨酸。合成路线如下：

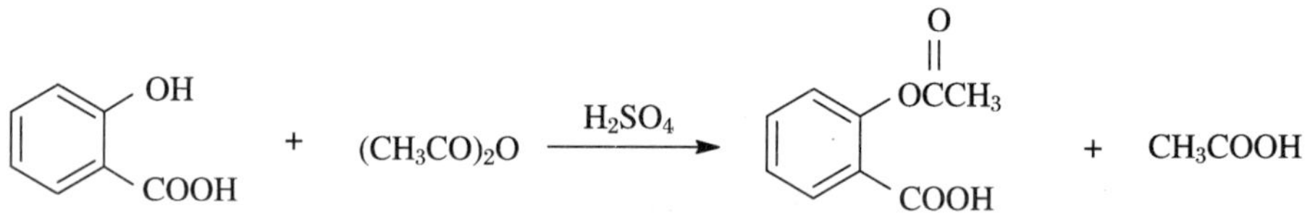

四、实验材料与设备

1. 实验设备与仪器
锥形瓶、滴管、回流冷凝管、烧杯、布氏漏斗、抽滤瓶、圆底烧瓶、磁加热搅拌器。

2. 实验材料与试剂
水杨酸、浓硫酸、$NaHCO_3$、乙醇、硫酸铁铵、醋酐。

五、实验步骤

1. 阿司匹林的合成

在圆底烧瓶中，依次加入水杨酸 10.0 g、醋酐 14.0 mL、浓硫酸 5 滴，在磁力搅拌下，边加热边溶解，待浴温升至 75 ℃时，维持此温度反应 30 min。停止搅拌，稍冷，将反应液倾入 150 mL 冷水中，继续搅拌，至阿司匹林全部析出。抽滤，用冰水洗涤，压干，得粗品。

将阿司匹林粗品放在 150 mL 烧杯中，加入饱和的 NaHCO$_3$ 水溶液 125 mL。搅拌到没有 CO$_2$ 释出为止。抽滤除去不溶物，并用少量水洗涤。另取烧杯一只，放入浓盐酸 17.5 mL 和水 50 mL，将得到的滤液慢慢地分次倒入烧杯中，边倒边搅拌。阿司匹林从溶液中析出。将烧杯放入冰水浴中冷却，抽滤压干得阿司匹林粗品。

2. 阿司匹林的精制

将所得粗品置于附有球形冷凝器的圆底烧瓶中，加入 30 mL 乙醇，于水浴上加热至阿司匹林全部溶解，稍冷，加入活性炭回流脱色 10 min，趁热抽滤。将滤液慢慢倾入 75 mL 热水中，自然冷却至室温，析出白色结晶。待结晶析出完全后，抽滤，用少量稀乙醇洗涤，压干，置于红外灯下干燥（干燥时温度不超过 60 ℃为宜），测熔点，计算收率。

3. 水杨酸限量检查

取阿司匹林 0.1 g，加 1 mL 乙醇溶解后，加冷水定适量，制成 50 mL 溶液。立即加入 1 mL 新配制的稀硫酸铁铵溶液，摇匀；30 秒内显色，与对照液比较，不得更深（0.1%）。对照液的制备：精密称取水杨酸 0.1 g，加少量水溶解后，加入 1 mL 冰醋酸，摇匀；加冷水定适量，制成 1 000 mL 溶液，摇匀。精密吸取 1 mL，加入 1 mL 乙醇、48 mL 水及 1 mL 新配制的稀硫酸铁铵溶液，摇匀。

稀硫酸铁铵溶液的制备：取 1 mol/L 盐酸 1 mL，硫酸铁铵指示液 2 mL，加冷水适量，制成 1 000 mL 溶液，摇匀。

【注意事项】

（1）当 NaHCO$_3$ 水溶液加到阿司匹林中时，会产生大量气泡，注意分批少量地加入,边加边搅拌,以防气泡产生过多引起溶液外溢。

（2）在反应过程中,阿司匹林会自身缩合,形成一种聚合物,该聚合物不溶于 $NaHCO_3$ 溶液。此外,水杨酸原料中可能混有苯酚等杂质,在制备阿司匹林的过程中会产生乙酰苯酯和阿司匹林苯酯,它们也不溶于 $NaHCO_3$ 水溶液。

【思考题】

（1）向反应液中加入少量浓硫酸的目的是什么？是否可以不加？为什么？

（2）本反应可能发生哪些副反应？产生哪些副产物？

（3）阿司匹林的精制选择溶媒是依据什么原理？为何滤液要自然冷却？

【知识拓展】

精准医疗时代"老药新用"大有作为。和阿司匹林一样,"老药"改变用途成为"新药",经 FDA 正式批准的多达上百例。它们中有些药物在新适应证领域取得极大的成功。如齐多夫定原本是一款失败的化疗药物,但是在 1987 年作为治疗 HIV 病毒感染的药物被批准上市,成为 FDA 批准的首个抗艾滋药物。降压药米诺地尔在 1988 年以治疗脱发药物上市。治疗帕金森病的药物阿托西汀在 2002 年以治疗注意力缺陷多动障碍（ADHD）重新上市。抗癫痫药托吡酯在 2012 年以治疗肥胖症药物上市。"老药新用"作为一种药物开发策略,越来越受到重视。

实验十二 阿魏酸哌嗪盐和阿魏酸川芎嗪盐的合成

阿魏酸(Ferulic Acid)是当归、川芎等传统活血化瘀中药的主要活性成分之一,现已人工合成。药理学研究表明,其具有抑制血小板聚集、抑制 5-羟色胺从血小板中释放、阻止静脉旁路血栓形成、抗动脉粥样硬化、抗氧化、增强免疫功能等作用。阿魏酸分子结构中含有羧基和酚羟基,具有较强的酸性。阿魏酸较难溶于冷水,可溶于热水、乙醇、乙酸乙酯,易溶于乙醚。为增加阿魏酸的溶解度,以便于注射给药,同时结合拼合原理,人们利用阿魏酸的酸性,将其与无机碱(如 NaOH)、有机碱(如哌嗪、川芎嗪)等成盐,得到了阿魏酸钠、阿魏酸哌嗪、阿魏酸川芎嗪等盐类修饰物。其中阿魏酸钠在临床上主要用于动脉粥样硬化、冠心病、脑血管病、肾小球疾病、肺动脉高压、糖尿病性血管病变、脉管炎等血管性病症的辅助治疗;亦可用于偏头痛、血管性头痛的治疗。川芎嗪(Ligustrazine,简称 Lig)的化学名为 2,3,5,6-四甲基吡嗪,简称四甲基吡嗪(Tetramethylpyrazine,TMP),现已人工合成。药理学研究表明,川芎嗪具有扩张血管、抑制血小板聚集、防止血栓形成、改善脑缺血等多种作用。川芎嗪衍生物的研究受到了人们的高度关注。

阿魏酸哌嗪适用于各类伴有镜下血尿和高凝状态的肾小球疾病的治疗,以及冠心病、脑梗死、脉管炎等疾病的辅助治疗。阿魏酸哌嗪的化学结构式如图 4.21 所示。

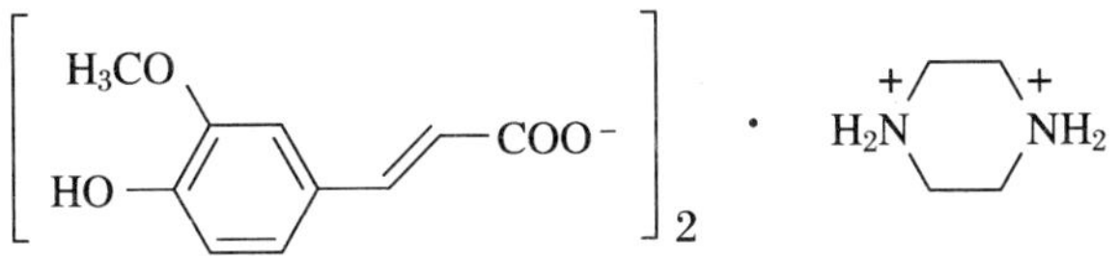

图 4.21 阿魏酸哌嗪

阿魏酸哌嗪的分子式:$C_4H_{10}N_2 \cdot 2C_{10}H_{10}O_4$;分子量:474.51。

本品为白色或类白色片状结晶或结晶性粉末;无臭,味微涩。本品在水中微溶,在乙醇中极微溶解,在氯仿中几乎不溶,m.p.为 157~160 ℃。

阿魏酸川芎嗪具有抗血小板聚集、扩张微血管、解除血管痉挛、改善微循环、活血化瘀作用,并且对已聚集的血小板有解聚作用。基于我国中药资源丰富,从传统的中药中筛选出活性成分作为先导化合物,利用现代药物化学研究原理对先导化合物进行药物设计、合成,从中筛选出疗效更好、副作用少、生物利用度高的药物具有重要的理论意义和应用价值。阿魏酸川芎嗪盐的化学结构式如图 4.22 所示。

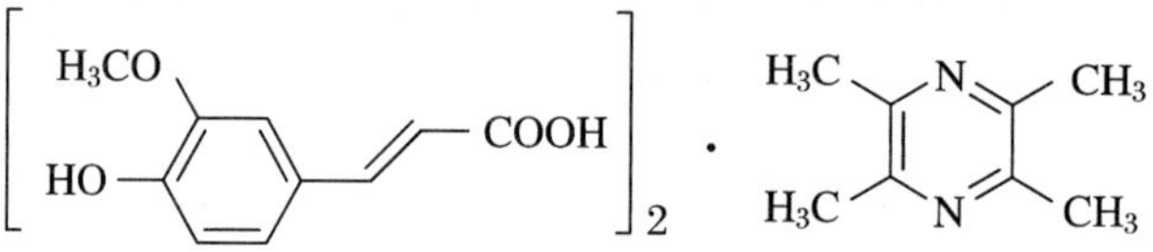

图 4.22　阿魏酸川芎嗪的化学结构式

阿魏酸川芎嗪的分子式:$C_8H_{12}N_2 \cdot 2C_{10}H_{10}O_4$;分子量:524.51。

本品为白色针状晶体,m.p.为 168~170 ℃。

一、实验目的

(1) 掌握阿魏酸哌嗪、阿魏酸川芎嗪盐的精制。

(2) 熟悉药物拼合原理及其应用。

(3) 了解中药有效成分的结构修饰原理及其在新药开发中应用。

二、实验内容

(1) 阿魏酸哌嗪盐的合成与精制。

(2) 阿魏酸川芎嗪盐的合成与精制。

三、实验原理

阿魏酸分子结构中含有羧基和酚羟基,具有较强的酸性。阿魏酸较难溶于冷水,可溶于热水、乙醇、乙酸乙酯,易溶于乙醚。为增加阿魏酸的溶解度,以便于注射给药,同时结合药物拼合原理,人们利用阿魏酸的酸性,将其与无机碱(如 NaOH)、有机碱(如哌嗪、川芎嗪)等成盐,得到了阿魏酸钠、阿魏酸哌嗪、阿魏酸川芎嗪等盐类修饰物。合成过程如下:

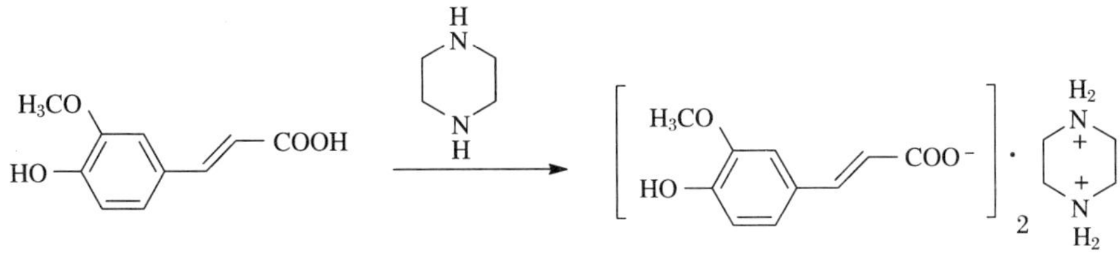

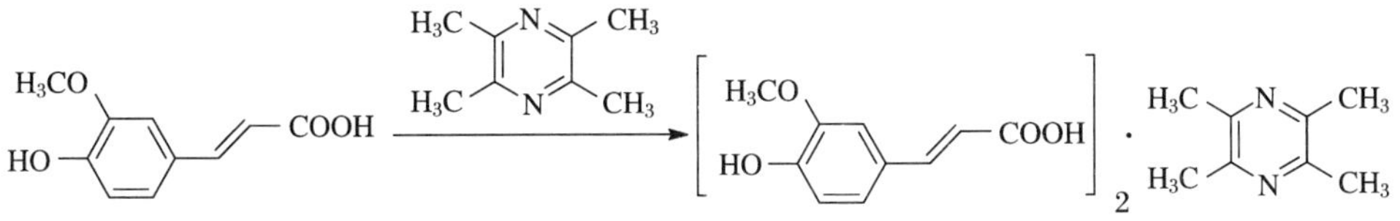

四、实验材料与设备

1. 实验设备与仪器

磁力搅拌器、100 mL 圆底烧瓶、250 mL 烧杯、布氏漏斗、抽滤瓶。

2. 实验材料与试剂

哌嗪、川芎嗪、无水乙醇、阿魏酸、蒸馏水、活性炭、NaOH。

五、实验步骤

1. 阿魏酸哌嗪盐的合成与精制

在圆底烧瓶中加入阿魏酸(3.9 g,0.02 mol)、无水乙醇 30 mL,加热溶解。在烧杯中加入无水哌嗪(0.86 g,0.01 mol),加乙醇 10 mL,加热溶解备用。在搅拌下将哌嗪乙醇溶液趁热加到阿魏酸乙醇溶液中,水浴温度控制在 60 ℃左右,再搅拌 1 h,冷却,过滤,滤饼用无水乙醇洗涤,干燥,得阿魏酸哌嗪盐白色针状结晶 4 g 左右,收率约为 75%,m. p. 为 157~160 ℃。

2. 阿魏酸川芎嗪盐的合成与精制

在圆底烧瓶中加入阿魏酸(3.9 g,0.02 mol)、无水乙醇 30 mL,加热溶解。在烧杯中加入川芎嗪(1.36 g,0.01 mol),加乙醇 7 mL,加热溶解备用。在搅拌下将川芎嗪乙醇溶液趁热加到阿魏酸乙醇溶液中,水浴温度控制在 60 ℃ 左右,再搅拌 1 h,冷却,过滤,滤饼用无水乙醇洗涤。用 25% 乙醇重结晶,干燥,得阿魏酸哌嗪盐白色针状晶体 4 g 左右,计算收率,m. p. 为 168~170 ℃。

【思考题】

(1) 阿魏酸哌嗪盐和阿魏酸川芎嗪盐的设计原理是什么?

(2) 请思考阿魏酸哌嗪盐与阿魏酸川芎嗪盐的含量测定方法。

(3) 增加难溶性药物的吸收有哪些方法?

实验十三　苯佐卡因的合成

最早用于临床的局麻药是从南美洲古柯树叶中提取的生物碱可卡因（Cocaine），但由于其成瘾性和毒性问题，使用受到限制。于是根据可卡因的化学结构特点，采用药物化学结构优化方法设计、合成了局麻药苯佐卡因。

苯佐卡因（Benzocaine）的化学名为 4-氨基苯甲酸乙酯，是一种脂溶性表面麻醉剂，具有一百多年的临床应用历史，用于创面麻醉、溃疡面麻醉、黏膜表面麻醉和痔疮麻醉，解除疼痛与痒症。苯佐卡因的显著特点是易与黏膜或皮肤表面的脂层结合，不易进入人体内产生毒性。国外有关苯佐卡因的制剂种类繁多，主要有片剂、凝胶、软膏、气雾剂等，常用于口腔科。此外，苯佐卡因也是重要的医药中间体，可以用于合成奥索仿、普鲁卡因等。苯佐卡因的化学结构式如图 4.23 所示。

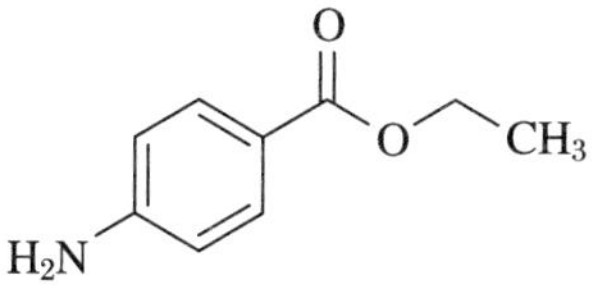

图 4.23　苯佐卡因

苯佐卡因的分子式：$C_9H_{11}NO_2$；分子量：165.19。

本品为白色结晶性粉末，m. p. 为 88～90 ℃，味微苦而麻，易溶于乙醇，极微溶于水。

一、实验目的

（1）掌握氧化反应和还原反应的操作技能。

（2）熟悉酯化反应的方法和无水操作的要领。

（3）了解苯佐卡因的应用。

二、实验内容

(1) 对硝基苯甲酸的制备。

(2) 对硝基苯甲酸乙酯的制备。

(3) 对氨基苯甲酸乙酯的制备。

(4) 产物的精制。

三、实验原理

苯佐卡因的合成以对硝基甲苯为原料,通过高锰酸钾氧化为对硝基苯甲酸,软化对硝基苯甲酸经过碱溶酸析后,在浓硫酸催化下与乙醇进行酯化反应生成对硝基苯甲酸乙酯,最后在酸性条件下被铁粉还原为对氨基苯甲酸乙酯。其合成原理如下:

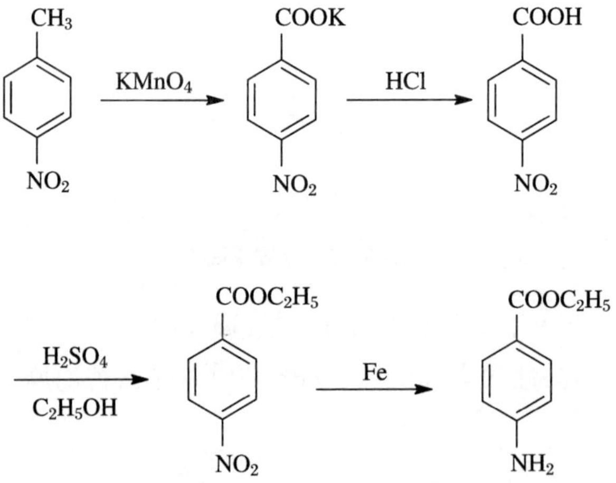

四、实验材料与设备

1. 实验设备与仪器

球形冷凝管、圆底烧瓶、三颈烧瓶、温度计、恒温水浴锅、磁力搅拌器、烧杯、玻璃棒、抽滤瓶、布氏漏斗、铁架台、干燥管、滴液漏斗、机械搅拌器。

2．实验材料与试剂

高锰酸钾、对硝基甲苯、乙醇、氢氧化钠、亚硫酸氢钠、浓硫酸、氯化钙、碳酸钠、铁粉。

五、实验步骤

1．对硝基苯甲酸的制备

在三颈瓶中加对硝基甲苯 7 g、高锰酸钾 10 g 及水 100 mL，80 ℃反应 1 h，加高锰酸钾 5 g，反应 1 h 后再加高锰酸钾 5 g，反应 0.5 h 后升温水浴至 100 ℃，反应至高锰酸钾颜色完全消失。如果不消失，可以加入适量亚硫酸氢钠破坏剩余的高锰酸钾。冷却至室温抽滤，20 mL 水洗涤滤饼一次，滤液用浓盐酸酸化，待沉淀完全，冷却抽滤，滤饼用水洗涤，抽干得产品对硝基苯甲酸（m.p.为 239～241 ℃）。

2．对硝基苯甲酸乙酯的制备

在干燥的圆底烧瓶中加入对硝基苯甲酸 6 g，无水乙醇 24 mL，滴加浓硫酸 2 mL，摇匀，加氯化钙干燥管，油浴加热回流 80 min，稍冷，将反应液倾入 100 mL 水中，抽滤，滤渣移至研钵中，加入 5%碳酸钠溶液 10 mL，研磨 5 min，测 pH 值，产品用少量水洗涤抽滤。

3．苯佐卡因的制备

在三颈烧瓶中加入 35 mL 水，2.5 mL 冰醋酸和已经处理过的铁粉 8.6 g，搅拌，95～98 ℃反应 5 min，稍冷，加入对硝基苯甲酸乙酯 6 g 和 95%乙醇 35 mL，在激烈搅拌下回流 90 min。稍冷，分次加入温热的碳酸钠饱和溶液，搅拌 5 min，趁热抽滤（布氏漏斗需预热），滤液冷却后析出结晶，抽滤，用稀乙醇洗涤，干燥得粗品。

4．苯佐卡因的精制

将粗品置于圆底烧瓶中，加入 10～15 倍的 50%乙醇，适量的亚硫酸氢钠，在水浴上加热溶解。稍冷，加活性炭脱色，回流 20 min，趁热抽滤。滤液冷却析晶，抽滤，用少量 50%乙醇洗涤两次，干燥，测熔点（参考值：m.p.88～90 ℃），计算收率。

【注意事项】

(1) 酯化反应要在无水条件下进行。

(2) 还原反应中,因铁粉比重大,沉于瓶底,需激烈搅拌才能使其能参与反应。

(3) 还原反应用到的铁粉需预处理:10 g 铁粉置于烧杯中,加入 2%盐酸 25 mL,加热至微沸,抽滤,水洗至 pH 5~6,烘干,备用。

【思考题】

(1) 氧化反应完毕,产物如何实现分离的?

(2) 酯化反应为什么需要无水操作?

(3) 请解释铁酸还原反应的机理。

(4) 苯佐卡因为什么不能制成注射剂?

实验十四 对硝基苯甲酸乙酯的制备

对硝基苯甲酸乙酯(Ethyl 4-nitrobenzoate)主要用作有机合成的中间体,在医药工业,常用作生产局部麻醉药苯佐卡因、丁卡因盐酸盐的原料。化学结构式如图 4.24 所示。

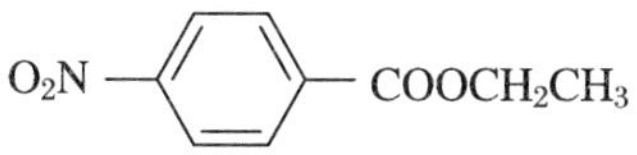

$$O_2N-\!\!\langle\!\!\bigcirc\!\!\rangle\!\!-COOCH_2CH_3$$

图 4.24 对硝基苯甲酸乙酯的化学结构式

对硝基苯甲酸乙酯分子式:$C_9H_9NO_4$;分子量:195.17。

本品为无色或浅黄色针状结晶,m. p. 为 57 ℃,b. p. 为 186.3 ℃,易溶于乙醇和乙醚,不溶于水。对硝基苯甲酸乙酯通常采用浓硫酸催化来制备,以浓硫酸作催化剂,价格低廉,催化活性高,适合实验室操作。

一、实验目的

(1) 掌握羧酸化合物用醇酯化的原理和方法。
(2) 熟悉无机碱去除有机羧酸化合物杂质的方法。
(3) 了解对硝基苯甲酸乙酯的用途。

二、实验内容

对硝基苯甲酸乙酯的合成。

三、实验原理

化学反应原理:酸催化的酯化反应。反应如下:

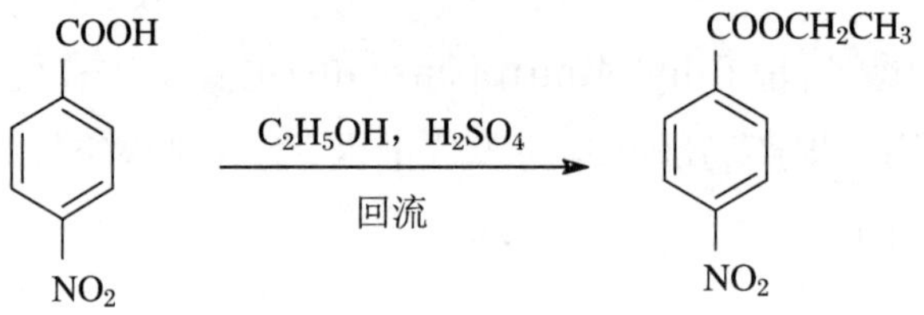

四、实验材料与设备

1. 实验设备与仪器

圆底烧瓶、锥形瓶、球形冷凝管、烧杯、恒温磁力搅拌器、布氏漏斗、抽滤瓶、真空循环水泵。

2. 实验材料与试剂

对硝基苯甲酸（2 g）、浓硫酸（2.4 g,1.3 mL）、95%乙醇（6 mL）、5%碳酸钠溶液。

五、实验步骤

将95%的乙醇(6 mL)置于50 mL 干燥的圆底烧瓶中,用移液管慢慢加入浓硫酸(1.3 mL),再加入对硝基苯甲酸(2 g),装上球形冷凝管,于85 ℃水浴中搅拌回流 1.5 h,至对硝基苯甲酸固体消失,瓶底有透明的油状物。反应完毕后,取下圆底烧瓶,在剧烈振摇下冷却析出晶体,然后倒入20 mL 冷水中,搅拌,固体用布氏漏斗抽滤,滤饼用水洗涤 2 次,将抽滤得到的固体置于 30 mL 5%碳酸钠溶液中,搅拌,调 pH 至 8 左右,以溶去未反应的对硝基苯甲酸,抽滤,滤饼用水洗涤至中性,减压干燥,得对硝基苯甲酸乙酯,计算收率。

【注意事项】

（1）第一步若沉淀没有完全溶解，说明酯化还未进行完全，可视情况酌量补加硫酸和乙醇，再继续回流。

（2）第二步必须剧烈振摇，使油层乳化，这样冷却后析出的结晶颗粒细，以后用碳酸钠处理时易除去酸，否则会结块，用碳酸钠不易处理。

实验十五　丹皮酚乙酸哌嗪盐的合成

丹皮酚(Paeonol)的化学名为 2-羟基-4-甲氧基苯乙酮,是传统中药丹皮、徐长卿的主要有效成分之一,研究发现其具有广泛的药理活性,如抗动脉粥样硬化、抗血小板聚集、抗菌、消炎、镇痛、抗炎、抗病毒、抗肿瘤和抗过敏等。哌嗪是重要的医药中间体,国内外治疗心脑血管疾病药物的化学结构中许多都含有哌嗪结构。将丹皮酚结构中的羟基氧上引入羧甲基,得到丹皮酚乙酸然后与哌嗪成盐,可以克服丹皮酚易挥发、水溶性差的不足。丹皮酚乙酸哌嗪盐的化学结构式如图 4.25 所示。

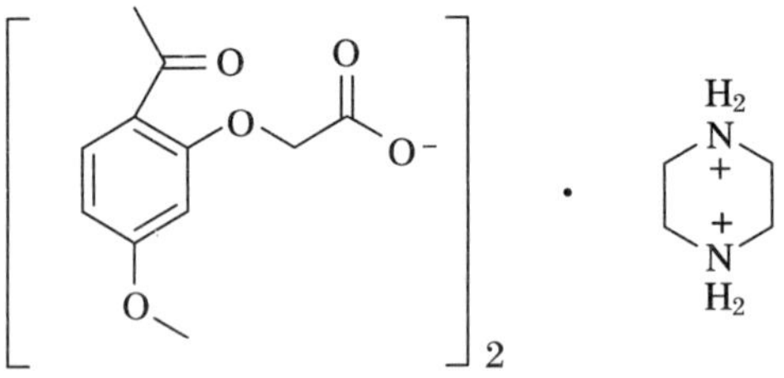

图 4.25　丹皮酚乙酸哌嗪盐的化学结构式

丹皮酚乙酸哌嗪盐的分子式:$C_4H_{10}N_2 \cdot 2C_{11}H_{12}O_5$;分子量:534.51。
本品为白色结晶性粉末,m.p. 为 187.8~188.3 ℃。

一、实验目的

(1) 掌握丹皮酚乙酸哌嗪盐合成的基本路线。
(2) 熟悉调节 pH 的基本操作。
(3) 了解成盐的方法和基本操作。

二、实验内容

(1) 丹皮酚乙酸的制备。
(2) 丹皮酚乙酸哌嗪盐的制备。

三、实验原理

在碱性条件下丹皮酚与溴乙酸反应,发生 Williamson 醚化亲核反应生成丹皮酚乙酸,再利用其羧基与哌嗪成盐,得到丹皮酚乙酸哌嗪盐。合成过程如下:

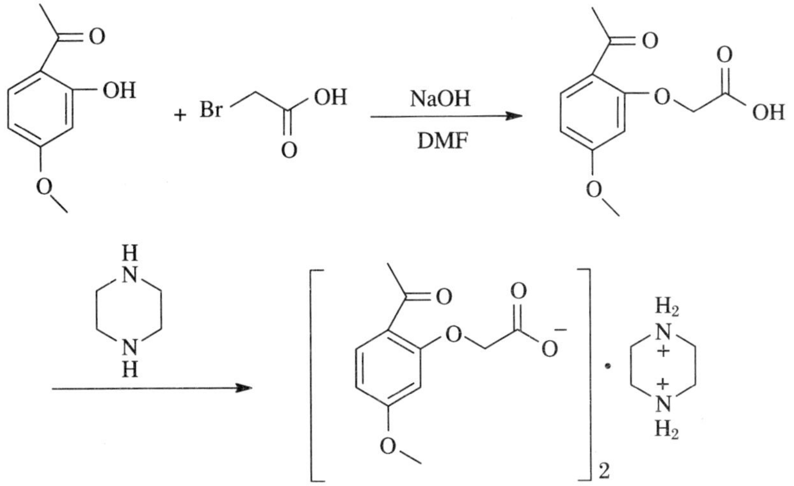

四、实验材料与设备

1. 实验设备与仪器

球形冷凝管、圆底烧瓶、温度计、磁力搅拌器、搅拌子、烧杯、抽滤瓶、布氏漏斗、干燥管、滴液漏斗。

2. 实验材料与试剂

氢氧化钠、丹皮酚、溴乙酸、无水哌嗪、N,N-二甲基甲酰胺(DMF)、活性炭、无水乙醇。

五、实验步骤

1. 丹皮酚乙酸的制备

将丹皮酚 4.0 g(24 mmol)、氢氧化钠 2.4 g(60 mmol),30 mL N,N-二甲基甲酰胺置于 100 mL 圆底烧瓶中,50 ℃搅拌 20 min 后,加入溴乙酸 4.0 g(28 mmol)。加料完毕后,继续搅拌 2 h。反应完全后,将反应液倾入 250 mL 烧杯中,加水 200 mL,滴加浓盐酸调 pH 至 2,于冰水浴中冷却 30 min,析出固体,抽滤,滤饼用少量水洗涤(60 ℃烘干)。粗产品可用 50%的乙醇水溶液重结晶。得白色固体物质丹皮酚乙酸 2.2 g,收率为 81%。

2. 丹皮酚乙酸哌嗪盐的制备

取上步制备的丹皮酚乙酸 2.0 g、丙酮 20 mL 置于 100 mL 圆底烧瓶中,另加入含哌嗪 0.4 g 的 20 mL 丙酮溶液,50 ℃搅拌,即有白色固体析出。反应完毕后,冷却,过滤,得到白色固体 1.2 g,收率为 86%。粗品可用 95%乙醇重结晶,得白色晶体,m.p. 为 187.8~188.3 ℃。

【注意事项】

(1) Williamson 醚化反应要在无水条件下进行。

(2) 成盐反应中,因产物水溶性大,需要对所有的反应仪器进行干燥处理,保持无水状态。

(3) 盐酸酸化过程比较重要,请缓慢滴加,调 pH 至 2 即可,切勿过量。

【思考与讨论】

(1) 反应完毕,产物是如何实现分离的?

(2) Williamson 醚化反应为什么需要无水操作?

(3) 请解释 Williamson 醚化反应的机理。

实验十六　盐酸达克罗宁的合成

盐酸达克罗宁（Dyclonine Hydrochloride）是由瑞士 AstraZeneca 公司开发的氨基酮类局部麻醉药，1982 年作为外用麻醉药在美国上市，2002 年在我国开始应用。盐酸达克罗宁为钠通道阻滞剂，其作用靶标是电压门控 Na^+ 通道（VGSC）。

本品具有黏膜穿透力强、显效快、作用持久的优点，临床常用于火伤、擦伤的镇痛，以及喉镜、胃镜、气管镜、膀胱镜等内窥镜检查前的准备药物。其化学结构式如图 4.26 所示。

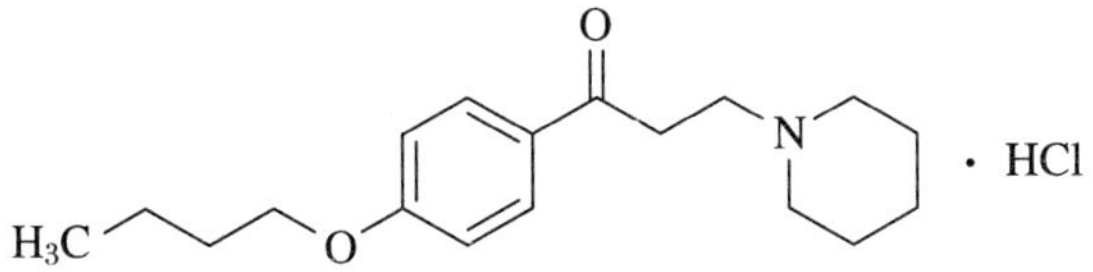

图 4.26　盐酸达克罗宁的化学结构式

盐酸达克罗宁的分子式：$C_{18}H_{28}ClNO_2$；分子量：325.87。

本品为白色结晶或结晶性粉末，微臭，有麻感。略溶于冷水，溶于乙醇、丙酮、氯仿，m.p. 为 175～176 ℃。在空气中稳定。

一、实验目的

（1）掌握 O-烷基化反应，Mannich 反应的原理和操作要求。

（2）熟悉相转移催化剂在药物合成中的应用。

（3）了解盐酸达克罗宁的精制方法。

二、实验内容

（1）对正丁氧基苯乙酮的合成。
（2）盐酸达克罗宁的合成。

三、实验原理

对羟基苯乙酮与正溴丁烷发生 O-烷基化反应生成对正丁氧基苯乙酮，然后与多聚甲醛和盐酸哌啶发生 Mannich 缩合，生成盐酸达克罗宁。合成过程如下：

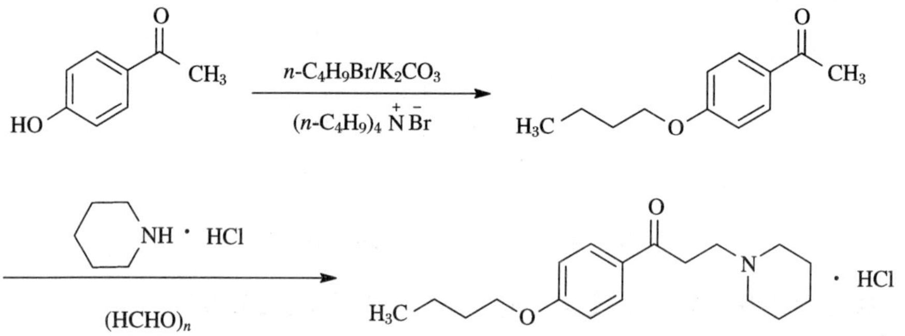

四、实验材料与设备

1. 实验设备与仪器

球形冷凝管、三颈烧瓶、四颈烧瓶、温度计、恒温水浴锅、磁力搅拌器、搅拌子、烧杯、玻璃棒、抽滤瓶、布氏漏斗、铁架台、干燥管、恒压滴液漏斗。

2. 实验材料与试剂

对羟基苯乙酮、正溴丁烷、碳酸钾、溴化四丁基铵、二氯甲烷、无水硫酸钠、对正丁氧基苯乙酮、多聚甲醛、哌啶盐酸盐、浓盐酸、乙醇、乙醚。

五、实验步骤

1. 对正丁氧基苯乙酮的合成

在 250 mL 四颈烧瓶中,依次加入 0.4 g 溴化四丁基铵、10 mL 二氯甲烷、10 mL 水,搅拌溶解,升温至 40 ℃。另取 100 mL 烧杯,将 6.9 g 碳酸钾溶于 50 mL 水溶液中,再加入 6.8 g 对羟基苯乙酮溶解;在 100 mL 烧杯中,将 8.3 mL 正溴丁烷加入 50 mL 二氯甲烷中,搅拌均匀。将配制好的对羟基苯乙酮水溶液和正溴丁烷溶液同时滴加至反应瓶中,剧烈搅拌,加料完毕后,保持 40 ℃继续反应 2 h。冷却至室温。

分取有机相,将水相用 20 mL 二氯甲烷提取,合并有机相和二氯甲烷提取液,加入无水硫酸钠,干燥 6 h。抽滤除去硫酸钠,滤液旋转蒸发至干,得到油状物。称重,计算收率。

2. 盐酸达克罗宁的合成

在 250 mL 三颈烧瓶中加入 8.7 g 对正丁氧基苯乙酮、2.7 g 多聚甲醛、7.3 g 哌啶盐酸盐、0.6 mL 盐酸和 85 mL 乙醇,加热至回流反应 3 h。冷却至室温。

向反应体系中加入 50 mL 水,用乙醚萃取,分取水相。水相加热至 60 ℃搅拌至澄清,冷却至室温,析出晶体,过滤,得到盐酸达克罗宁粗品。

粗品用乙醇-水(1∶9,体积比)混合溶剂重结晶,溶质与溶剂的用量比例为 1 g∶8 mL。加热溶解后,冷却至室温,析出固体,抽滤,用少量冷乙醇洗涤滤饼,得到盐酸达克罗宁精制品。烘干,称重,计算收率。

【注意事项】

(1) O-烷基化反应为相转移反应体系,由于该反应体系是多相体系,充分搅拌是提高反应转化率的关键因素。

(2) 通常情况下,Mannich 反应需要采用油水分离器将水从反应体系中除去以促进反应进行,经反复探索,盐酸达克罗宁的制备可采用乙醇回流的方法,不必采用分水装置,依然可以得到较高收率,反应操作更为简便。

(3) 整个反应是接着上一步反应进行的,所用试剂的量需要按照比例重新计算后使用。

（4）乙醚蒸汽与空气可形成爆炸性混合物，遇明火、高热极易燃烧爆炸。在空气中久置后能生成有爆炸性的过氧化物。操作时应注意通风。

【思考题】

（1）用结构式表示，为什么对羟基苯乙酮能溶于碳酸钾水溶液？

（2）用结构式表示，经 Mannich 缩合生成盐酸达克罗宁的反应机理。

实验十七　维生素 K₃ 的合成

维生素是维持人体正常代谢过程中一种必要的微量有机物。维生素 K 是一类具有萘醌结构,并具有凝血作用的维生素类化合物。

维生素 K₃ 属于维生素 K 家族,为促凝血药,可以用于治疗维生素 K 缺乏所引起的出血性疾病,如新生儿出血、肠道吸收不良所致维生素 K 缺乏及低凝血酶原血症等。维生素 K₃ 的化学结构式如图 4.27 所示。

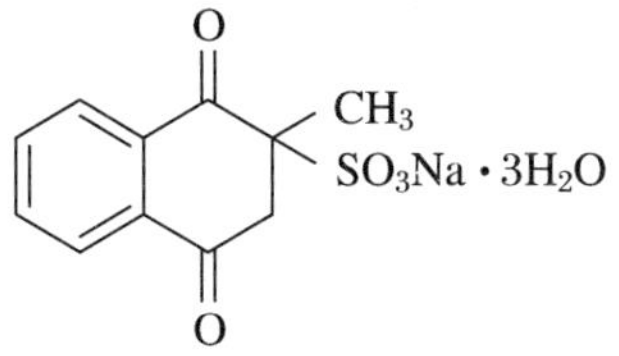

图 4.27　维生素 K₃ 的化学结构式

维生素 K₃ 的分子式:$C_{11}H_9NaO_5S \cdot 3H_2O$;分子量:330.30。

本品为白色或类白色结晶粉末,易溶于水和热乙醇,难溶于冰乙醇,不溶于苯和乙醚,m.p. 为 105~107 ℃。常温下稳定,遇光易分解,吸湿后结块。

一、实验目的

(1) 掌握氧化和加成反应的实验操作。

(2) 熟悉维生素 K₃ 的制备方法。

(3) 了解亚硫酸氢钠加成物在药物结构修饰中的作用。

二、实验内容

(1) 甲萘醌的制备。

（2）维生素 K_3 粗品的制备。

（3）维生素 K_3 的精制。

三、实验原理

以 2-甲基萘为原料，通过氧化制备 2-甲基萘醌，然后引入磺酸钠基团。合成过程如下：

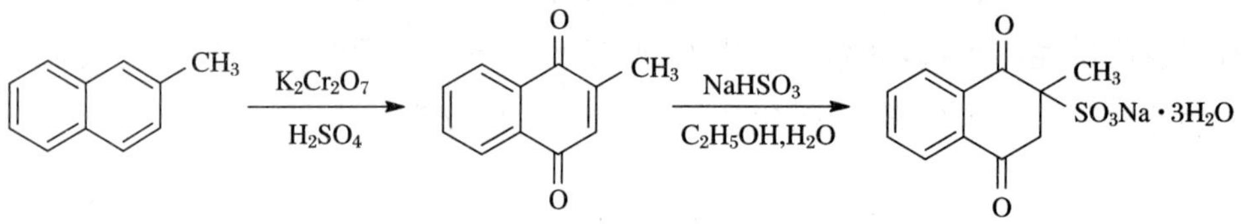

四、实验材料与设备

1. 实验设备与仪器

三颈烧瓶、干燥管、锥形瓶、球形冷凝管、恒温磁力搅拌器、布氏漏斗、抽滤瓶、滴液漏斗。

2. 实验材料与试剂

重铬酸钾、亚硫酸氢钠、2-甲基萘、浓硫酸、乙醇、丙酮、活性炭。

五、实验步骤

1. 甲萘醌的制备

在配有温度计、冷凝管、滴液漏斗的 250 mL 三颈烧瓶中，投入 2-甲基萘 3.5 g，丙酮 7.5 g(10 mL)，搅拌至溶解。将重铬酸钾 18 g 溶于 26 mL 水中，与浓硫酸 21 g(11.4 mL)混合后，于 38～40 ℃慢慢滴加至三颈烧瓶中，加毕，于 40 ℃维持反应 30 min，然后升高水浴温度至 60 ℃反应 45 min。趁热将反应物倒入大量水中，甲萘醌析出，过滤，沉淀用水洗涤，压紧，抽干。

2. 维生素 K₃ 粗品的制备

在装有回流冷凝管的三颈烧瓶中,向反应瓶中加入甲萘醌湿品,亚硫酸氢钠 2.2 g(溶于 4 mL 水中),于 38~40 ℃ 搅拌均匀,再加入乙醇 6 mL,搅拌 30 min,反应液倒入烧杯中,自然冷至室温,再冷至 10 ℃ 以下,析出晶体,过滤,结晶用少许冷乙醇洗涤,抽干,得维生素 K₃ 粗品。

3. 维生素 K₃ 的精制

维生素 K₃ 粗品放入锥形瓶中加 4 倍量的 95% 乙醇及 0.5 g 亚硫酸氢钠,在 70 ℃ 以下溶解,加入粗品量 1.5% 的活性炭。水浴 68~70 ℃ 保温脱色 15 min,趁热过滤,滤液冷至 10 ℃ 以下,析出结晶,过滤,结晶用少量冷乙醇洗涤,抽干,干燥,得维生素 K₃ 纯品,m. p. 为 105~107 ℃。

【注意事项】

(1) 混合氧化剂时,需将浓硫酸缓慢加入到重铬酸钾的水溶液中并不断搅拌。

(2) 氧化剂加入反应液中保持温度 38~40 ℃。

(3) 反应完毕的母液倒入大量水中(一般为母液 10 倍体积)时,应慢慢加入,并不断搅拌。

【思考题】

(1) 氧化反应中温度高了会对产物产生什么影响?

(2) 加成反应这一步,加入乙醇的目的是什么?

(3) 药物合成中常用的氧化剂有哪些?

第五章　综合设计性实验项目

实验十八　正交设计法优选苯妥英钠制备工艺

一、正交设计概述

正交设计(Orthogonal Design)的理论研究始于欧美,20 世纪 50 年代已进行推广应用。它是在全面试验点中挑选出最有代表性的点做试验,挑选的点在其范围内具有"均匀分散"和"整齐可比"的特点。"均匀分散"是指试验点均衡地分布在试验范围内,每个试验点有充分的代表性;"整齐可比"是指试验结果分析方便,易于分析各个因素对目标函数的影响。正交试验设计法为了照顾到"整齐可比",往往未能做到"均匀分散",而且试验点的数目必须较多,例如安排一个水平属为 n 的试验,至少要试验 n^2 次。所以正交设计不适用于因素考察范围宽、水平数多的情况,但对于影响因素较多、水平数较少的情况,不失为很好的设计方法。

正交设计是利用正交表安排试验并进行数据分析的一种方法。正交表是正交试验工作者在长期的工作实践中总结出的一种数据表格。正交表用 L_n (t^q) 表示。其中 L 表示正交设计,t 表示水平数,q 表示因素数,n 表示试验次数。因子一般用 A、B、C 等表示,水平数一般用 1、2、3 等表示(表 5.1)。

表 5.1　正交表 $L_8(2^7)$

实验号	1	2	3	4	5	6	7
1	1	1	1	1	1	1	1
2	1	1	1	2	2	2	2
3	1	2	2	1	1	2	2
4	1	2	2	2	2	1	1
5	2	1	2	1	2	1	2
6	2	1	2	2	1	2	1
7	2	2	1	1	2	2	1
8	2	2	1	2	1	1	2

　　正交试验设计法的基本步骤:① 确定目标,选定因素(包括交互作用)及水平;② 选用合适的正交表;③ 按选定的正交表设计试验方案;④ 进行试验并记录结果;⑤ 试验结果的计算分析。

　　正交设计的试验结果分析有两种方法:一种是用极差大小来决定因素的主次,这种方法简便,缺点是给不出分析或结论的可靠程度;另一种是方差分析,其优点是能给出分析或结论的可靠程度,缺点是计算量大。方差分析,就是利用各种数据的均方比,将研究对象的变化和其他偶然因素造成的试验误差分开,从而得出正确的结论。从正交试验的方差分析来讲,就是利用误差均方与因素均方的 F 值大小,来说明该因子水平间的 K 值差异是误差造成的,还是由于水平不同引起的,从而来说明因素的显著性(即因素主次)。所谓因素的 F 值,是用来说明因素的均方是误差均方的多少倍。至于因素均方是误差均方的多少倍时,才算是显著因素(即该因素水平间 K 值的差异不是误差造成的,而是由于水平不同造成的),由因素和误差的自由度来决定。所以,当因素 F 值算出之后,还要根据误差和因素的自由度来查 F 表。在 F 表内,一般有 1%($\alpha = 0.01$)、5%($\alpha = 0.05$)、10%($\alpha = 0.1$)和 25%($\alpha = 0.25$)四种衡量因素显著性的 F 值,如该因素 F 值等于或大于其查表的值,就表明该因素非常显著。在选取最优水平组合时,属于显著因素的水平,只能选取 K 值好的水平,属于不显著因素的水平,则可任选。

　　试验不论用哪种正交表安排,其方差分析均利用以下几种关系进行计算:

　　(1) 因素 K 值(包括空着列 K 值)的平方和,被相同水平重复的次数除后,减去不变项(即试验总值平方,被试验次数除之,用 CT 表示)。由这样算来的数值,称为该因素或误差的偏差平方和(S_i)。可用以下公式表示：

$$CT = \frac{(\sum y_i)^2}{N} \quad (N \text{ 为总的试验次数})$$

$$S_i = \frac{\sum K_i^2}{n} - CT \quad (n \text{ 为相同水平重复的次数})$$

(2) 因素(或误差)的偏差平方和,被因素(或误差)自由度除之,此数值叫该因素(或误差)均方。用公式表示为

$$\bar{S}_i = \frac{S_i}{f_i}$$

(3) 因素均方被误差均方除之,此数值即是该因素的 F 值。用公式表示为

$$F_{因} = \frac{\bar{S}_i}{\bar{S}_e}$$

二、试验目的

(1) 确定最佳工艺条件。

(2) 了解杂环合成方法。

(3) 熟悉正交试验设计方法的应用。

三、试验设计

苯妥英钠是乙内酰脲类抗癫痫药物,是癫痫大发作和部分性发作的首选药物。本品为白色粉末,无臭,味苦,微有引湿性。在空气中渐渐吸收 CO_2,转化为苯妥英。合成过程如下：

在预实验阶段,筛选出三个影响因素,即碱的浓度(A)、质量配料比(B)和反应时间(C),并确定了实验水平,见因素水平表5.2。

表5.2　苯妥英缩合工艺研究因素水平表

水平 ＼ 因子	A 碱的浓度	B 质量配料比	C 反应时间(min)
1	12%	0.5	60
2	15%	1	80

四、实验步骤

1. 苯妥英的制备

将二苯乙二酮 4 g,尿素_____g 置于圆底烧瓶中,加入_____%氢氧化钠溶液 13 mL,95%乙醇 30 mL,回流_____min 后倾入 150 mL 冷水中,冰浴冷却,待沉淀完全,滤除黄色的副产物(二苯乙炔二脲)。滤液用 15%盐酸酸化至沉淀完全析出,抽滤的白色苯妥英。如果颜色较深,应重溶于碱液,再酸化得白色针状结晶,m. p. 为 295～298 ℃。干燥称重。三因素两水平选择 $L_4(2^3)$ 正交表(表5.3)安排试验。

表5.3　苯妥英缩合工艺正交试验

水平 ＼ 因子	A 1	B 2	C 3	试验结果
1	1	1	1	
2	1	2	2	
3	2	1	2	
4	2	2	1	
I				
II				
R				
SS_i				
f				
F				

2. 苯妥英钠的制备

将苯妥英混悬于 4 倍水中,水浴上加热至 40 ℃,搅拌下滴加 20% NaOH 溶液至全溶,加活性炭少许,加热 5 min,趁热抽滤,冷却析晶,抽滤,冰水洗涤,干燥得苯妥英钠。

【注意事项】

(1) 副反应生成的副产物为二苯乙炔二脲,反应式如下:

(2) 碱催化反应中反应瓶磨口处要涂抹凡士林防止与球形冷凝管粘连。

【思考题】

(1) 结合主反应和副反应,试分析尿素投料量对试验结果的影响。

(2) 苯妥英能溶于碱溶液的原理是什么?

(3) 试分析正交设计结果极差分析和方差分析的优缺点。

实验十九　基于苦参碱的综合性实验

本实验内容包括三个实验:苦参生物碱的提取、氧化苦参碱的生物合成、水杨酸苦参碱的合成。

苦参生物碱的提取

中药苦参是豆科槐属植物苦参(*Sophora flavescens* Ait)的干燥根,含有多种生物碱(图5.1)。总碱含量高达约1%,其中以苦参碱(matrine)、氧化苦参碱(oxymatrine)含量最高。现代药理学研究表明,苦参中的生物碱具有消肿利尿、抗肿瘤和抗心律失常的作用。

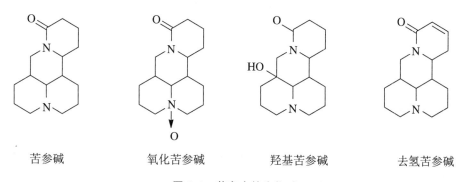

苦参碱　　　　氧化苦参碱　　　　羟基苦参碱　　　　去氢苦参碱

图5.1　苦参中的生物碱

苦参碱的分子式:$C_{15}H_{24}N_2O$,分子量:248.37。苦参碱为白色粉末,可溶于水、乙醚、三氯甲烷、苯,微溶于石油醚,m.p.为74～76℃。

氧化苦参碱的分子式:$C_{15}H_{24}N_2O_2$,分子量:264.36。氧化苦参碱为白色或类白色结晶性粉末,无臭、味苦。可溶于水、三氯甲烷、乙醇,难溶于乙醚、石油醚,m.p.为207～208℃,氧化苦参碱一水合物的m.p.为162～163℃。

一、实验目的

(1) 熟悉中药提取工艺优化。

(2) 了解化学反应萃取分离在天然产物提取过程中的作用。

(3) 掌握渗滤法、离子交换法以及柱层析提取分离生物碱原理、方法和工艺过程。

二、实验内容

(1) 苦参总碱的提取：

① 将苦参粗粉用不同浓度的盐酸溶液润湿后渗滤,收集渗滤液；

② 将收集的渗滤液通过阳离子交换树脂,进行离子交换；

③ 洗脱并回收苦参总碱。

(2) 分别用柱层析法和溶解度差异法分离氧化苦参碱。

三、实验原理

1. 提取与分离方法

利用苦参生物碱具有弱碱性,可与强酸结合生成易溶于水的盐的性质,将总碱从药材中提取出来。结合动态连续提取工艺过程,实现生物碱充分溶出。然后,加碱碱化,即可得到苦参生物碱。以生物碱为例,合成过程如下：

2．工艺流程

苦参生物碱提取的工艺流程如图5.2所示。

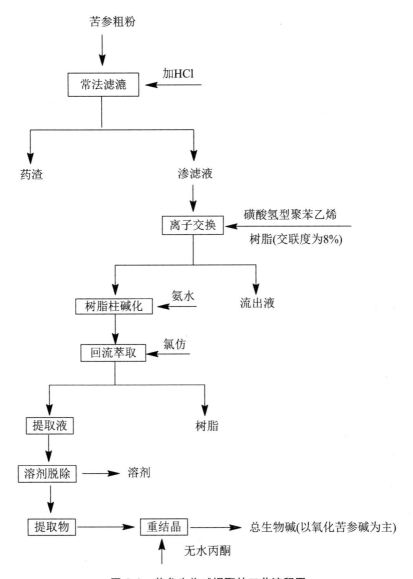

图 5.2　苦参生物碱提取的工艺流程图

四、实验材料与设备

1. 实验设备与仪器

层析柱、恒温水浴箱、层析槽、索氏提取器、布氏漏斗、搪瓷盘、研钵。

2. 实验材料与试剂

苦参、强酸性阳离子树脂、层析用氧化铝、三氯甲烷、甲醇、浓氨水、乙醚、碘化铋钾、盐酸、氢氧化钠、碘-碘化钾试剂、碘化汞钾试剂、碘化铋钾试剂、硅钨酸试剂。

五、实验步骤

（一）苦参碱提取

1. 动态连续提取

（1）取苦参粗粉 200 g，加一定浓度的 HCl 溶液，搅匀，放置 30 min，使生药膨胀。

（2）装入渗滤桶中，边加边压，层层压紧，全部装完，压平后再盖一层滤纸，滤纸上压一些洗净的玻璃塞。

（3）加入一定浓度的 HCl 溶液浸过药面，以 4～5 mL/min 的速度渗滤，收集渗滤液至无明显的生物碱反应为止，共收集渗滤液约 2 500 mL。

【实验设计思路】

实验过程要求改变盐酸浓度以及渗滤速度，其余条件不变，在进行本实验时有两组按同一浓度盐酸但渗滤速度不同，有两组按同一渗滤速度但盐酸浓度不同以此比较不同盐酸浓度、不同渗滤速度下提取率的差异。

2. 交换

（1）将收集的渗滤液置于阳离子树脂柱进行交换，如交换液有未交换的生物碱，仍可继续交换，直至流出液无生物碱反应为止。

（2）将树脂倾入烧杯中，用蒸馏水洗涤数次，除去杂质，于布氏漏斗中抽干,倒入搪瓷盘中晾干。

3. 总生物碱的洗脱

(1) 将晾干的树脂,加浓氨水适量,搅匀,使湿润度适度,树脂充分膨胀,盖好放置 20 min。

(2) 装入索氏提取器中,加三氯甲烷 300 mL 在水浴上回流洗脱,至提尽生物碱为止。

(3) 回收三氯甲烷至干,得棕色黏稠物。

(4) 加无水丙酮适量,加热溶解,过滤,减压蒸干。

必要时重复此操作,以脱除粗生物碱中的水,再在无水丙酮中重结晶。

(二) 氧化苦参碱的分离纯化

1. 柱色谱法

取 100 目色谱用氧化铝 50 g,用漏斗缓慢加入色谱柱内(1 cm × 24 cm ,干法装柱),取苦参总碱 0.2 g,加入适量氧化铝,搅匀,研细,装入色谱柱顶端,先用 50 mL 三氯甲烷/甲醇(9∶1,体积比)洗脱,流速为 1 mL/min。每 10 mL 为一份(约收集 15 份),经薄层色谱(TLC)鉴定,相同流出成分合并,在水浴上挥发去溶剂,剩余物加无水丙酮溶解,放置析晶,得氧化苦参碱。

2. 溶解度差异法

将苦参总碱溶于少量三氯甲烷中,加入 10 倍量乙醚,放置后有沉淀析出,过滤析出的沉淀,滤液浓缩后再溶于三氯甲烷中,加乙醚放置,再过滤析出沉淀,合并两次的沉淀物,用丙酮重结晶,即得氧化苦参碱。

(三) 薄层色谱(TLC)鉴定

样品:苦参总碱、氧化苦参碱、苦参碱标准品、氧化苦参碱标准品。

(1) 吸附剂:硅胶 G;展开剂:氯仿/甲醇/浓氨水(5∶0.6∶0.2,体积比)。

(2) 吸附剂:氧化铝;展开剂:氯仿/甲醇/乙醚(44∶0.6∶3,体积比)。

(3) 显色剂:改良碘化铋钾。

(四) 沉淀试验

取苦参总碱少许溶于稀盐酸中,分别置于 4 个小试管中,分别滴加下列试剂 1～2 滴,观察现象:① 碘-碘化钾试剂;② 碘化汞钾试剂;③ 碘化铋钾试剂;④ 硅钨酸试剂。

【注意事项】

(1) 浓盐酸、氨水均具有刺激性,使用时注意通风。

(2) 丙酮、甲醇、乙醇和乙醚均为易燃品,注意防火安全。

(3) 在药材装柱时,不要将药材塞得过紧或过松。过紧,渗滤速度太慢;过松,则渗滤速度过快,达不到渗滤效果。

【实验报告内容】

(1) 注意观察实验现象并如实记录。

(2) 在收集渗滤液过程中,溶液的颜色有何变化? 在回流提取中,有何现象发生?

(3) TLC 的结果如何?

(4) 实验报告除了完成单组实验内容和结果讨论外,还必须结合所有实验结果绘制出产品收率与盐酸浓度的关系曲线,并进行工艺分析讨论。

【思考题】

(1) 干法装柱与湿法装柱有何区别?

(2) 处理树脂时应注意哪些事项?

(3) 铺设薄层板时应注意哪些事项?

(4) 若采用多级渗滤桶串联,你认为如何操作最有效?

氧化苦参碱的化学合成

氧化苦参碱(Oxymatrine)又名苦参素,是从豆科属植物苦参(*Sophora flavescens* Ait.)或广豆根(*Sophora subprostrata* Chun et T. Chen)中分离出来的生物碱,属喹诺里西啶类生物碱。氧化苦参碱是苦参素升白作用的主要有效成分,具有改善肝炎症状、退黄、降酶作用。

氧化苦参碱同苦参碱一样具有抗毒消炎、抗病毒、抗肿瘤作用,但活性更好、副作用小。氧化苦参碱有抗乙型肝炎病毒作用,可降低乙型肝炎病毒转基因小鼠肝脏内 HBsAg 和 HBcAg 的含量,且对二者作用一致,无选择性作用。此外氧化苦参碱还是一种较强的免疫抑制剂,可以抑制多种炎性因子的释放,具有较好的抗炎作用,对 IL-2 诱导的 LAK 细胞杀瘤活性亦有较强抑制作用。苦参碱的 LD_{50} 为 300 mg/mL,氧化苦参碱的 LD_{50} 为 300 mg/mL。鉴于天然活性成分的含量较低,提取和分离纯化工艺繁琐,不利于工业化大生产,因此以简单的化学原料或易得的天然产物进行全合成或半合成是实现天然药物规模化生产的有效途径。本实验提供一种由苦参碱合成氧化苦参碱的实验方法,并与苦参生物碱的提取分离法进行比较。

一、实验目的

(1) 掌握氧化苦参碱的制备原理和操作方法。
(2) 熟悉天然药物半合成的设计思路及结构修饰和改造的原理与方法。
(3) 了解结构差异对药效的影响。

二、实验内容

(1) 苦参碱的氧化。
(2) 氧化苦参碱的重结晶。
(3) 用 TLC 法检测氧化苦参碱的纯度,并与提取物进行对比。

三、实验原理

苦参碱分子结构中有一个叔胺氮原子,该结构可以被氧化成相应的氮氧化合物,利用该性质苦参碱可以被双氧水(H_2O_2)等氧化剂氧化成氧化苦参碱。合成过程如下:

四、实验材料与设备

1. 实验设备与仪器

磁力搅拌器、圆底烧瓶、球形冷凝管、三颈烧瓶、蒸馏头、直型冷凝管、尾接管、烧杯、布氏漏斗、层析槽、旋转蒸发仪、真空循环水泵、真空干燥箱。

2. 实验材料与试剂

苦参碱、30% H_2O_2、NaOH、硫酸、二氯甲烷、丙酮、甲苯、无水乙醇、甲醇、氨水、二氯甲烷、氧化苦参碱对照品、碘化铋钾试剂、硅胶 G 薄层板。

五、实验步骤

(一)苦参碱的氧化

在三颈烧瓶中加入苦参碱 2.44 g(0.01 mmol)和 8 mL 30% H_2O_2,于 60~70 ℃条件下进行氧化反应,H_2O_2 和苦参碱摩尔投料比为 8∶1。在反应过程中采用 TLC 监控反应进程,展开剂甲醇/二氯甲烷(2∶3,体积比),反应约 4 h,待苦参碱原料基本反应完全,停止反应。加入 5% NaOH 溶液,温度控制在 30~40 ℃,反应 4 h 左右以分解过量的 H_2O_2。然后加入 20% H_2SO_4 稀溶液调 pH 至 7~8,减压浓缩至干,再加入丙酮 50~60 mL,加热回流 30 min,趁热过滤,滤液浓缩至体积的 1/3,冷却析晶,抽滤得白色氧化苦参碱一水化合物,收率约为 70%。

（二）氧化苦参碱的结晶

取氧化苦参碱粗品 1.5 g，加入丙酮 30 mL，加热溶解，稍冷后加入适量的活性炭，回流 15 min，趁热过滤，滤液蒸出部分溶剂，倒入烧杯中，冷却析出氧化苦参碱结晶，过滤，氧化苦参碱晶体用少量冷丙酮洗涤，真空干燥得白色氧化苦参碱精制品，称重，计算收率。测定熔点和 TLC 检测样品纯度，并与提取的产品进行比较。

【注意事项】

氧化苦参碱的薄层色谱法鉴定：

（1）取被试品适量（约 50 mg），加无水乙醇至 25 mL，摇匀做供试品。另取氧化苦参碱标准品，加无水乙醇，制成每 1 mL 含 2 mg 的溶液做对照品。按照薄层色谱法试验及取上述两种样品各 20 μL，分别点于同一硅胶 G 薄层板上，以氯仿/甲醇/浓氨水溶液（5∶0.6∶0.3，体积比）为展开剂展开，取出晾干喷以稀碘化铋钾试液显色，供试品溶液显示的主斑点的颜色和位置应与对照品溶液的主斑点相同，不应有其他斑点出现。

（2）关于氧化苦参碱一水合物的熔点文献报道并不统一，有报道 m. p. 为 162～163 ℃，也有报道 m. p. 为 153～157 ℃。

【思考题】

（1）在薄层色谱法监控反应时，展开剂为何要加浓氨水？

（2）半合成氧化苦参碱与提取法相比有哪些优点和不足？

（3）氧化苦参碱与苦参碱相比有哪些特点？

【知识拓展】

（1）浓度高的双氧水氧化性更强，滴到衣服上和皮肤上，很快会将其烧伤，如 30% 的双氧水沾到皮肤，很快会又痛又痒。

（2）双氧水宜采用玻璃容器装载，避免放在光线直射处，且不能放在温度太高的地方。不用时密封好，当容器中氧气达到一定量时，H_2O_2 就不会分解。

水杨酸苦参碱的合成

多年来大量的药理和临床研究发现苦参碱具有抗肿瘤、抗肝纤维化、抗心律失常、免疫抑制、抗高血压血管重构、解热镇痛、抗炎、抗病毒等多方面的药理作用。水杨酸具有良好的解热镇痛、消炎作用,在医药上早已广泛应用,但由于其酸性较强,对胃肠道刺激性大,对其进行结构修饰以降低不良反应的工作由来已久,比如阿司匹林、双水杨酯等均为其良好的前体药物。本实验借鉴赖氨匹林的设计思路,将具有解热镇痛、消炎作用的两个活性成分苦参碱和水杨酸进行成盐修饰,以减小毒副作用,配伍增效。

水杨酸苦参碱的化学结构式如图 5.3 所示。

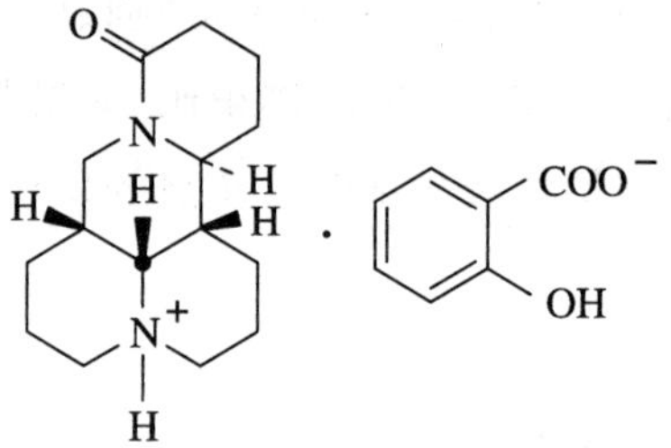

图 5.3　水杨酸苦参碱的化学结构式

水杨酸苦参碱的分子式:$C_{15}H_{24}N_2O \cdot C_7H_6O_3$;分子量:386.49。

本品为白色结晶,m.p. 为 144.3~144.8 ℃。

一、实验目的

(1) 掌握酸碱药物成盐的操作。

(2) 熟悉拼合原理在药物设计中的应用。

二、实验原理

利用苦参碱中叔胺的较强碱性,使其与具有羧基的水杨酸成盐,合成水杨酸苦参碱。合成过程如下：

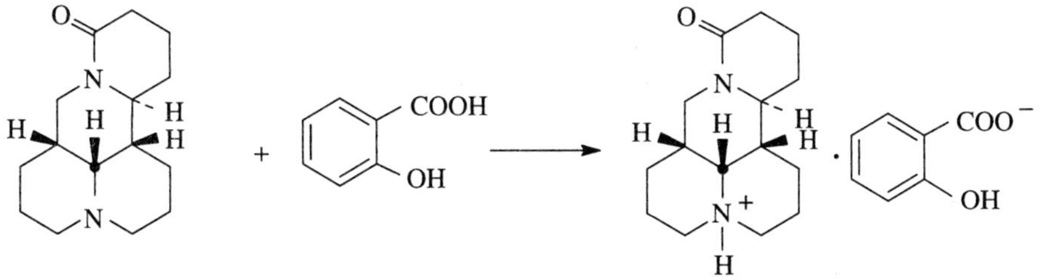

三、实验材料与设备

1. 实验设备与仪器

圆底烧瓶、球形冷凝管、布氏漏斗、抽滤瓶、试管、量筒。

2. 实验材料与试剂

苦参碱、水杨酸、丙酮、乙酸乙酯、乙醚、$FeCl_3$试剂、$KBiI_4$试剂、盐酸。

四、实验步骤

（一）制备

在 100 mL 干燥的圆底烧瓶中，依次加入 3.0 g（约 12.5 mmol）苦参碱和 20 mL 丙酮，室温下搅拌溶解，然后加入已配制好的 1.75 g（约 12.5 mmol）水杨酸的饱和丙酮溶液，45 ℃回流反应 0.5 h，反应液自然冷却，析出大量白色沉淀，抽滤，滤饼经乙酸乙酯重结晶和干燥处理后，得到白色晶体 4.0 g，产率为 82.9%，m. p. 为 144.3～144.8 ℃。

（二）检测

取少许产品置试管中，加蒸馏水，产品溶解。再滴加稀盐酸，溶液变混浊，放置，有白色沉淀析出（水杨酸略溶于水）。

【思考题】

（1）如何配制水杨酸丙酮饱和溶液？

（2）试分析苦参碱还有哪些前药修饰的思路。

实验二十 1,4-二氢吡啶类钙离子拮抗剂的绿色合成

二氢吡啶类化合物最早发现于 1882 年,当时 Hantzsch 在合成取代吡啶类化合物时将此类化合物作为中间体。50 多年后,当 1,4-二氢吡啶环与辅酶 NADH 的"氢转移"过程有关的这一性质被发现后,人们对这类化合物的兴趣日益增加,随后对其进行了大量的生物化学研究。直到 20 世纪 70 年代初, 1,4-二氢吡啶类化合物的药理作用机制才被完全了解。1,4-二氢吡啶类为特异性高、作用很强的一类钙离子拮抗剂,具有很强的扩张血管作用。在整体条件下不抑制心脏,适用于冠脉痉挛、高血压、心肌梗死等。近年来的研究表明, 1,4-二氢吡啶类化合物还具有抗结核病、抗血小板聚集、抗糖尿病、保护神经、治疗帕金森疾病引起的脑萎缩等活性。通过三组分缩合的 Hantzsch 反应广泛用于合成 1,4-二氢吡啶类化合物,该反应是在甲醇或乙醇中于回流条件下通过醛、乙酰乙酸乙酯和氨缩合而实现的。

传统的 Hantzsch 合成方法的反应时间长、收率低、化合物分离纯化繁琐。因此,发展一种简单、高效的 1,4-二氢吡啶类化合物合成方法仍然是十分必要的。本实验着重介绍 1,4-二氢吡啶类化合物的绿色合成法(无溶剂一锅法)。

一、实验目的

(1) 掌握 Hantzsch 反应的原理和操作方法,参考文献资料,对工艺进行优化。

(2) 熟悉 TLC 监控反应过程和终点的方法。

(3) 了解绿色化学原理在药物合成中的应用。

二、实验内容

（1）1,4-二氢-2,6-二甲基-4-(2-硝基苯基)-吡啶-3,5-二羧基二乙酯的合成。

（2）1,4-二氢-2,6-二甲基-4-(4-氯苯基)-吡啶-3,5-二羧基二乙酯的合成。

（3）产物的精制。

三、实验原理

芳香醛、乙酰乙酸乙酯和碳酸氢铵三种组分在无溶剂条件下，加热到 70 ℃，进行 Hantzsch 反应，合成 1,4-二氢吡啶类化合物。合成过程如下：

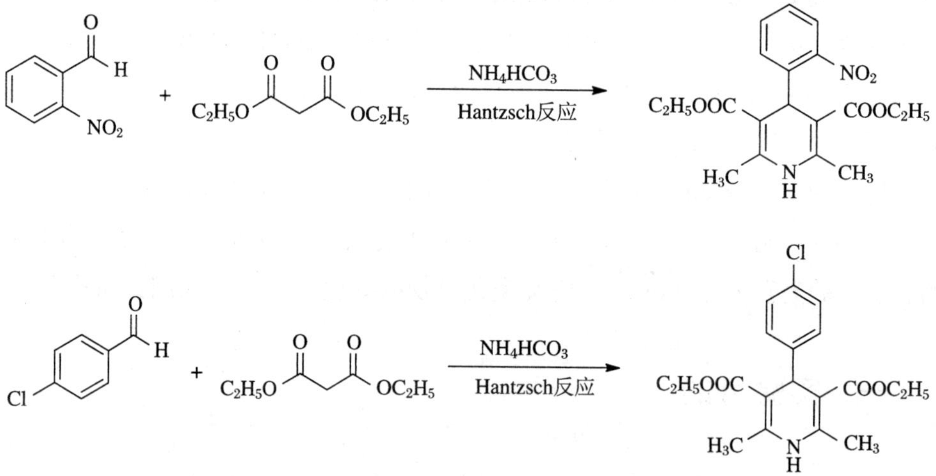

四、实验材料与设备

1. 实验设备与仪器

圆底烧瓶、球形冷凝管、布氏漏斗、抽滤瓶、分液漏斗、锥形瓶、普通漏斗、蒸馏装置、真空循环水泵、三用紫外分析仪、熔点测定仪。

2. 实验材料试剂

苯甲醛、2-硝基苯甲醛、4-氯苯甲醛、乙酰乙酸乙酯、碳酸氢铵、乙酸乙酯、无水硫酸钠、石油醚、无水乙醇、醋酸铵。

五、实验步骤

（一）1,4-二氢-2,6-二甲基-4-(2-硝基苯基)-吡啶-3,5-二羧基二乙酯的合成

在 100 mL 干燥的圆底烧瓶中加入 2-硝基苯甲醛(2.27 g,0.015 mol)、乙酰乙酸乙酯(3.9 g,0.03 mol)和碳酸氢铵(2.37 g,0.03 mol),将反应混合物加热到 70~80 ℃,搅拌反应 1~2 h,用 TLC 跟踪反应至反应完成后,将反应液冷却至室温,加乙酸乙酯 30 mL 溶解,乙酸乙酯层用水洗涤(20 mL×2)后,用无水硫酸钠干燥 2~3 h,过滤干燥剂,减压蒸出乙酸乙酯溶剂得 1,4-二氢-2,6-二甲基-4-(2-硝基苯基)-吡啶-3,5-二羧基二乙酯粗品。粗品经石油醚-乙酸乙酯((3~6)∶1,体积比)重结晶得精制品,干燥后称重,计算收率,测定熔点(文献值:m.p. 168~170 ℃)。

（二）1,4-二氢-2,6-二甲基-4-(4-氯苯基)-吡啶-3,5-二羧基二乙酯的合成

1. 碳酸氢铵工艺

在 100 mL 干燥的圆底烧瓶中加入 4-氯苯甲醛(2.11 g,0.015 mol)、乙酰乙酸乙酯(3.9 g,0.03 mol)和碳酸氢铵(2.37 g,0.03 mol),将反应混合物加热到 70~80 ℃,搅拌反应 1~2 h,用 TLC 跟踪反应至反应完成后,反应液冷却至室温,加乙酸乙酯 30 mL 溶解,乙酸乙酯层用水洗涤(20 mL×2)后,用无水硫酸钠干燥 2~3 h,过滤干燥剂,减压蒸出乙酸乙酯溶剂得 1,4-二氢-2,6-二甲基-4-(4-氯苯基)-吡啶-3,5-二羧基二乙酯粗品。粗品石油醚-乙酸乙酯((3~6)∶1,体积比)重结晶得精制品,干燥后称重,计算收率,测定熔点(文献值:m.p. 151~152 ℃)。

2. 开放性实验

用醋酸铵代替碳酸氢铵,实验步骤同上。

【思考题】

(1) Hantzsch 反应是怎样进行的?

(2) NH_4HCO_3 和醋酸铵在反应中所起的作用是什么?

(3) 药物合成工艺绿色化有什么重要的意义?

(4) 比较 Hantzsch 反应改良前后的实验结果,并分析原因。

【知识拓展】

绿色有机合成是指采用无毒无害的原料、催化剂和溶剂,采取具有高选择性、高转化率,不生成或少生成副产品的对环境友好的反应进行合成,其目的是通过新的合成反应和方法,开发污染低、能耗少的先进合成方法,从根本上消除或减少环境污染。近年来实现绿色合成的可行的途径如下:

(1) 使用环境友好的催化剂,提高原子利用率。

(2) 使用环境友好的反应介质或开展无溶剂型反应。

(3) 采用洁净的有机电合成。

(4) 运用高效的多步合成技术。

Sheldon 曾说过,最好的溶剂就是无溶剂。有机合成中的无溶剂反应克服了有机溶剂的易燃、易爆、易挥发、有毒、难以回收和环境危害等缺点;还有可能提高反应选择性和转化率,降低反应条件的要求,缩短反应周期;还可使分离提纯更易于操作。无溶剂有机合成是绿色化学合成中的一个重要方法。

实验二十一　酰胺合成反应

　　酰胺类化合物是一类含氮的羧酸衍生物,从结构上酰胺即可看作是羧酸分子中羧基的羟基被氨基或烃氨基(—NHR 或—NR$_2$)取代而成的化合物;也可看作是氨或胺分子中氮原子上的氢被酰基取代而成的化合物。酰胺可根据其结构分为:酰胺、酰亚胺、内酰胺及 N-取代酰胺。在许多药物分子中都含有酰胺片段,而且很多药物本身就是酰胺类化合物,比如普鲁卡因胺、利多卡因等。因此,在药物合成反应中构建酰胺键亦是常见反应。酰胺键的形成反应是有机合成中一类重要的反应,酰胺键广泛存在于医药中间体和生化物质中。当然酰胺的合成除了由胺基化合物和羧基化合物反应制备而成,还可以采用胺或氨与酰卤、胺或氨与酸酐、酯交换或氰基水解制备。利用羧基化合物和胺直接反应可以省去繁琐的步骤,利用催化剂提高反应活性,增加产率。

一、实验目的

　　(1) 掌握由羧基化合物和伯氨基化合物构建酰胺键的原理和方法。
　　(2) 熟悉 TLC 监测反应的方法。

二、实验原理

　　化学反应原理:HATU 活化羧基形成活性酯中间体,然后氨基亲核进攻活化的羧基形成酰胺键。合成过程如下:

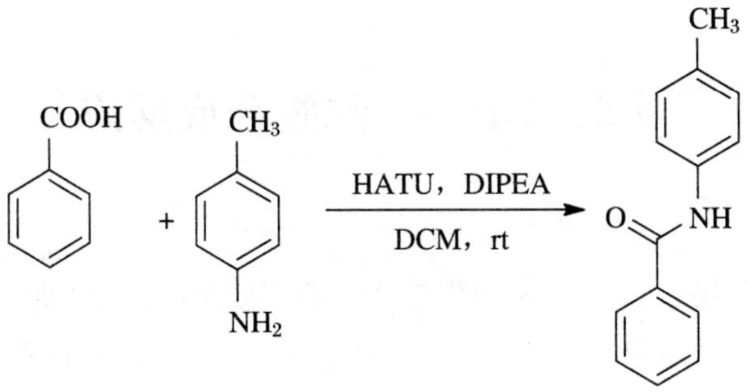

三、实验材料与设备

1. 实验设备与仪器

圆底烧瓶、球形冷凝管、移液管、毛细管、层析缸、三用紫外仪。

2. 实验材料与试剂

苯甲酸、对甲基苯胺、2-(7-氧化苯并三氮唑)-N,N,N′,N′-四甲基脲六氟磷酸盐(HATU)、N,N-二异丙基乙胺(DIPEA)、二氯甲烷、乙酸乙酯、石油醚。

四、实验步骤

在 100 mL 圆底烧瓶中加入苯甲酸 122 mg、HATU 420 mg,然后加入二氯甲烷 5 mL,加入搅拌子,反应体系在室温下搅拌 20 min。往反应瓶内加入对甲基苯胺 107 mg,DIPEA 130 mg(体积 0.166 mL,可用移液管或者注射器取用),反应继续在室温下搅拌 1 h。取 TLC 板,用毛细管取样依次从左到右点样(注意点样要领),分别为苯甲酸(1)、对甲基苯胺(2)、反应体系(3)(如图 5.4 所示,苯甲酸和对甲基苯胺需要用二氯甲烷或者乙酸乙酯溶解后点样),然后用展开剂(石油醚:乙酸乙酯 = 5:1)在层析缸中充分展开,置紫外分析仪下详细记录 TLC 展开情况(溶剂前沿画一条线,用圈或者点标注 1、2、3 的具体展开位置,并标注出目标产物的位置)。

1：苯甲酸
2：对甲基苯胺
3：反应体系

图 5.4　点样

【注意事项】

反应体系在未经处理 TLC 时可能会出现拖尾的情况，不利于判断反应具体情况，这是由于反应体系中含有大极性的 DIPEA 导致的。如出现此情况，可以对反应体系加入水萃取后取有机相再进行 TLC，以避免此现象出现。

【思考题】

（1）进行 TLC 时，为何加入水萃取反应体系后取有机相进行 TLC 能够防止拖尾的情况发生？

（2）HATU 是如何活化羧酸的酰化能力的？

实验二十二　藤黄酸的提取、分离和结构修饰

藤黄(Gamboge)系藤黄科植物藤黄(*Garcinia hanburyi* Hook. f.)所分泌出的干燥树脂,有攻毒蚀疮、破血散结等功效。藤黄为树脂(占 70%～80%)和树胶(占 15%～25%)等的混合物。其中藤黄酸(Gambogic Acid)为其主要活性成分(图 5.5)。研究表明,藤黄酸具有较强的抗肿瘤作用,其抗癌谱广,毒性较低,能选择性地作用于肿瘤细胞,而对正常动物造血系统和免疫功能影响较小,对肺癌、胰腺癌、胃癌等具有较好的疗效,是极具开发前景的天然抗肿瘤药物。

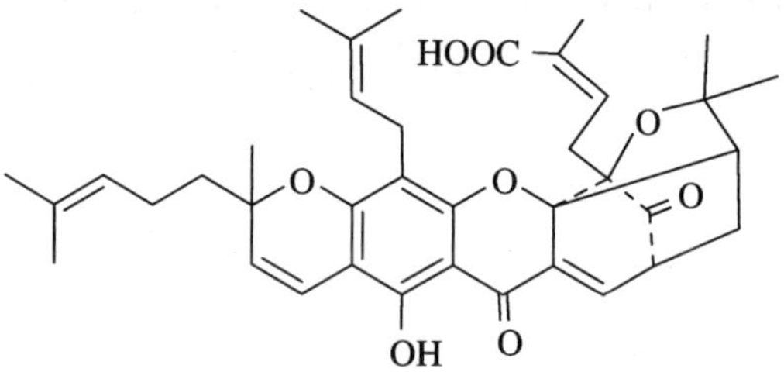

图 5.5　藤黄酸的化学结构式

由于藤黄酸水溶性差,影响了它的生物利用度,使其临床应用受到限制。氨基酸是构成蛋白质的基本元件,同时参与细胞内许多重要的代谢途径,并且具有重要的生理功能。研究发现,肿瘤细胞内氨基酸转运载体过度表达,导致肿瘤细胞对氨基酸的转运率增加,从而为快速增殖的肿瘤细胞提供大量的氨基酸。因此,氨基酸与活性分子连接之后,可以改变活性分子的性质,更容易被肿瘤细胞摄取,从而增强对肿瘤细胞的选择性,提高对肿瘤的生长抑制活性;此外,还可增强药物对膜的透过性,提高生物利用度,因而此法被广泛应用于药物的分子设计与合成研究之中。鉴于此,以藤黄酸为先导物,将其与甘氨酸偶联,得到藤黄酸酰甘氨酸,以改善药代动力学性质,提高抗肿瘤活性。本实验基于藤黄酸的制备及其结构修饰方面进行,从设计原理和制备、结构修饰综合开展,

对于中药现代化研究提供了新的思路和方法。

一、实验目的

（1）掌握酸性天然活性产物的提取分离方法。

（2）熟悉常用的天然活性小分子结构修饰的思路。

（3）了解中药藤黄的药用价值及其主要活性成分。

二、实验原理

藤黄的醇提物中含量最高的是藤黄酸，其次为新藤黄酸。将藤黄树脂溶于一定体积的吡啶，使得藤黄树脂中含量最多的酸性成分藤黄酸与吡啶成盐而析出，含量少的成分留在母液中。这样，可使母液中新藤黄酸的含量增加，达到富集的目的，利于提高柱层析的分离效率。

以甘氨酸为原料，先制备甘氨酸甲酯盐酸盐，然后再与藤黄酸成酰胺，最后水解得藤黄酰甘氨酸。合成过程如下：

三、实验材料与设备

1．实验设备与仪器

圆底烧瓶、烧杯、布氏漏斗、抽滤瓶、层析槽、旋转蒸发仪、锥形瓶、球形冷凝管、三颈烧瓶、滴液漏斗、普通漏斗。

2．实验材料与试剂

藤黄醇提物、吡啶、甲醇、甘氨酸、DMAP、EDCI、二氯甲烷、丙酮、乙酸乙酯、无水硫酸钠、盐酸、氯化钠、浓硫酸。

四、实验步骤

1．藤黄酸吡啶盐的制备

取中药藤黄的醇提物 40 g，按质量体积比 1：1.5 加入吡啶 60 mL，于 70 ℃水浴上加热溶解，趁热抽滤，滤液转移至 200 mL 烧杯中，用少许吡啶润洗抽滤瓶，合并洗液和滤液，按体积比 100：13 加入 10 mL 40 ℃温水充分搅拌，放置于冰箱冷却过夜。析出橘红色沉淀，抽滤，滤饼依次由 70%吡啶溶液、水各洗 3 次，80 ℃烘干得到黄色藤黄酸吡啶盐粗品 12.5 g，进一步精制，酸化得藤黄酸。

2．甘氨酸甲酯盐酸盐的制备

称取甘氨酸 3.00 g(40 mmol)，加入无水甲醇 150 mL，65～70 ℃加热，持续通入干燥的 HCl 气体约 60 min，此时甘氨酸全部溶解，继续通 HCl 15 min。停止反应，减压浓缩，残留物加丙酮搅拌，得白色固体 4.93 g，收率 98.2%，m.p. 为 167.9～168.7 ℃。

3．藤黄酰甘氨酸甲酯的制备

称取藤黄酸 314 mg(0.5 mmol)、DMAP 61 mg(0.5 mmol)、甘氨酸甲酯盐酸盐 63 mg(0.5 mmol)加入 50 mL 干燥的圆底烧瓶中，加适量 CH_2Cl_2 溶解。另将 EDCI 115 mg(0.6 mmol)用少量 CH_2Cl_2 溶解，于冰浴下滴加到反应瓶中。滴加完毕，撤去冰浴，室温下搅拌反应，TLC 检测反应进程。反应完毕，加入冷

的饱和 K_2CO_3 溶液调反应液 pH 至 9～10,以除去未反应的藤黄酸。有机相先用 1 mol/L 的稀盐酸洗涤,除去 DMAP,再依次用水、饱和 NaCl 溶液洗涤,无水硫酸钠干燥,浓缩,得黄色固体 300 mg,收率为 86.06%,m. p. 为 82.5～83.7 ℃。

4. 藤黄酰甘氨酸的合成

称取藤黄酰甘氨酸甲酯 420 mg(0.6 mmol),加适量丙酮溶解,再加少量水,保持溶液澄明。滴加 4%(质量分数)NaOH 至溶液 pH 至 10～11,反应液颜色由橙黄变为酒红色,室温搅拌下反应,维持反应液 pH 在 10～11,TLC 检测反应进程。反应完毕,反应液滴加稀盐酸调 pH 至 3～4,减压浓缩以除去丙酮,残留物加适量水,用乙酸乙酯(20 mL×3)萃取,合并有机层,用饱和 NaCl 水洗,无水硫酸钠干燥。过滤,滤液减压浓缩,得深黄色油状物。

【思考题】

(1) 试分析提纯酸性的天然活性产物还有哪些方法。

(2) 对反应液萃取后,用饱和氯化钠洗涤有机层有什么作用?

实验二十三　诺氟沙星的合成

诺氟沙星(Norfloxacin)又名氟哌酸,为第三代氟喹诺酮类抗菌药,主要用于各种敏感的革兰阴性菌感染治疗,对于绿脓杆菌、大肠杆菌、肺炎克雷白杆菌、沙门氏菌、淋球菌等有杀菌作用。其主要通过作用于细菌 DNA 螺旋酶,从而抑制 DNA 的合成和复制,最终导致细菌死亡。目前诺氟沙星在临床上作为抗感染药物使用最广泛,具有广谱、高效、低毒的特点。构效关系研究表明,喹诺酮的 C-7 位取代基对抗菌谱、抗菌活性和药动学性质等均有较大影响,因此对 C-7 位的结构修饰一直是喹诺酮类抗菌药物最重要的研究方向。

诺氟沙星的化学名为 1-乙基-6-氟-1,4-二氢-4-氧-7-(1-哌嗪基)-3-喹啉羧酸,其化学结构式如图 5.6 所示。

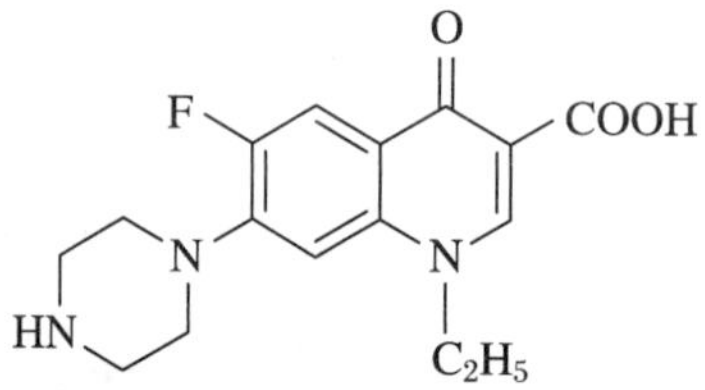

图 5.6　诺氟沙星的化学结构式

诺氟沙星的分子式:$C_{16}H_{18}FN_3O_3$;分子量:319.33。

本品为微黄色针状晶体或结晶性粉末,m. p. 为 216～220 ℃,易溶于酸及碱,微溶于水。

一、实验目的

(1) 通过对诺氟沙星合成路线的比较,掌握工艺路线选择的几个基本要求。

(2) 熟悉诺氟沙星的制备过程。

(3) 了解新药的研制过程。

二、实验原理

诺氟沙星的制备方法很多,按不同原料及路线划分有十几种。我国工业生产以路线一为主。近年来,许多新工艺在诺氟沙星生产中获得应用,其中以路线二,即硼螯合法,其收率高,操作简便,单耗低,且质量较好。

路线一:

路线二:

三、实验材料与设备

1. 实验设备与仪器

磁力搅拌器、球形冷凝管、滴液漏斗、布氏漏斗、抽滤瓶、四颈烧瓶、分液漏斗、水蒸气蒸馏装置、三颈烧瓶、蒸馏头、直形冷凝管、尾接管、机械搅拌器。

2. 实验材料与试剂

邻二氯苯、浓硝酸、浓硫酸、二甲基亚砜、无水氟化钾、氯化钠、浓盐酸、铁粉、EMME、甲苯、丙酮、DMF、无水碳酸钾、溴乙烷、乙醇、无水哌嗪、吡啶、冰醋酸、氯化锌、硼酸、醋酐、乙酸。

四、实验步骤

（一）3,4-二氯硝基苯的制备

在装有搅拌器、球形冷凝管、温度计、滴液漏斗的四颈烧瓶中,先加入硝酸 51 g,水浴冷却下,滴加硫酸 79 g,控制滴加速度,使温度保持在 50 ℃以下。滴加完毕,换滴液漏斗,于 40～50 ℃内滴加邻二氯苯 35 g,40 min 内滴完,升温至 60 ℃,反应 2 h,静置分层,取上层油状液体倾入 5 倍水中,搅拌,固化,放置 30 min,过滤,水洗至 pH 6～7,真空干燥,称重,计算收率。

【注意事项】

（1）本反应使用混酸硝化。硫酸可以防止副反应的进行,并可以增加被硝化物的溶解度;硝酸是硝化剂。

（2）此硝化反应需达到 40 ℃才能进行,低于此温度,滴加混酸会导致大量混酸聚集,一旦反应开始,聚集的混酸会使反应温度急剧升高,生成许多副产物,因此滴加混酸时应调节滴加速度,控制反应温度在 40～50 ℃。

（3）上述方法所得的产品纯度已经足够用于下步反应,如要得到较纯的产品,可以采用水蒸气蒸馏或减压蒸馏的方法。

（4）3,4-二氯硝基苯的 m.p. 为 39～41 ℃,不能用红外灯或烘箱干燥。

【思考题】

（1）硝化试剂有许多种，请举出其中几种并说明其各自的特点。

（2）配制混酸能否将浓硝酸加到浓硫酸中去？为什么？

（3）如何检查反应是否已进行完全？

（二）4-氟-3-氯-硝基苯的合成

在装有搅拌器、回流冷凝管、温度计、氯化钙干燥管的四颈烧瓶中，加入3,4-二氯硝基苯 40 g，无水二甲亚砜 73 g，无水氟化钾 23 g，升温到回流温度194～198 ℃，在此温度下快速搅拌 1～1.5 h，冷却至 50 ℃左右，加入 75 mL 水，充分搅拌，倒入分液漏斗中，静置分层，分出下层油状物。安装水蒸气蒸馏装置，进行水蒸气蒸馏，得淡黄色固体，过滤，水洗至中性，真空干燥，得 4-氟-3-氯-硝基苯。

【注意事项】

（1）该步氟化反应为绝对无水反应，一切仪器及药品必须绝对无水，微量水分会导致收率大幅下降。

（2）为保证反应液的无水状态，可在刚回流时蒸出少量二甲亚砜，将反应液中的微量水分带出。

（3）进行水蒸气蒸馏时，少量冷凝水就已足够，大量冷凝水会导致 4-氟-3-氯-硝基苯固化，堵塞冷凝管。

【思考题】

（1）请指出提高此步反应收率的关键是什么？

（2）如果延长反应时间会得到什么样的结果？

（3）水溶液中的二甲亚砜如何回收？

（三）4-氟-3-氯-苯胺的制备

在装有搅拌、回流冷凝管、温度计的三颈烧瓶中投入铁粉 51.5 g、水173 mL、氯化钠 4.3 g、浓盐酸 2 mL，搅拌下于 100 ℃活化 10 min，降温至 85 ℃，在快速搅拌下，先加入 4-氟-3-氯-硝基苯 15 g，温度自然升至 95 ℃，10 min 后再加入 4-氟-3-氯-硝基苯 15 g,于 95 ℃反应 2 h,然后将反应液进行水蒸气蒸馏,馏出液中加入冰,使产品固化完全,过滤,于 30 ℃下干燥,得 4-氟-3-氯-苯胺,m. p. 为 44～47 ℃。

【注意事项】

(1) 胺的制备通常是在盐酸或醋酸存在下用铁粉还原硝基化合物而制得。该法原料便宜,操作简便,收率稳定,适于工业生产。

(2) 铁粉由于表面上有氧化铁膜,需经活化才能反应,铁粉粗细一般以 60 目为宜。

(3) 由于铁粉密度较大,搅拌速度慢则不能将铁粉搅匀,会在烧瓶下部结块,影响收率,因此该反应应剧烈搅拌。

(4) 水蒸气蒸馏应控制冷凝水的流速,防止 4-氟-3-氯-苯胺固化,堵塞冷凝管。

(5) 4-氟-3-氯-苯胺的熔点低(40～43 ℃),故应低温干燥。

【思考题】

(1) 此反应用的铁粉为硅铁粉,含有部分硅,如用纯铁粉效果如何?

(2) 试举出其他还原硝基化合物成胺的还原剂,并简述各自的特点。

(3) 对于这步反应如何检测其反应终点?

(4) 反应中为何分步投料?

(5) 请设计除水蒸气蒸馏以外其他后处理方法,并简述各方法的优缺点。

(四) 7-氯-6-氟-1,4-二氢-4-氧喹啉-3-羧酸乙酯(环合物)的制备

在装有搅拌器、回流冷凝管、温度计的三颈烧瓶中分别投入 4-氟-3-氯-苯胺 15 g、EMME 24 g,在快速搅拌下加热到 120 ℃,于 120～130 ℃反应 2 h。放冷至室温,将回流装置改成蒸馏装置,加入液状石蜡 80 mL,加热到 260～270 ℃,有大量乙醇生成,回收乙醇反应 30 min 后,冷却到 60 ℃以下,过滤,滤饼分别用甲苯、丙酮洗至灰白色,干燥,测熔点,m. p. 为 297～298 ℃。计算收率。

【注意事项】

(1) 本反应为无水反应,所有仪器应干燥,严格按无水反应操作进行,否则

会导致 EMME 分解。

（2）环合反应温度控制在 260～270 ℃，为避免温度超过 270 ℃，可在将要达到 270 ℃时缓慢加热。反应开始后，反应液变黏稠，为避免局部过热，应快速搅拌。

（3）该环合反应是典型的 Could-Jacobs 反应，考虑苯环上取代基的定位效应及空间效应，3-位氯的对位远比邻位活泼，但也不能忽略邻位的取代。反应条件控制不当，就会形成反环物：

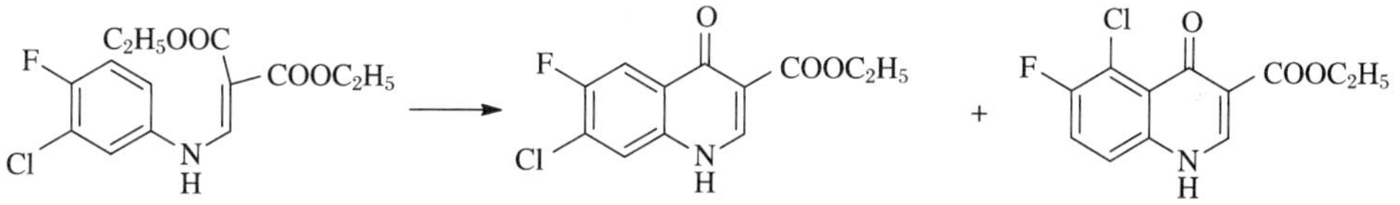

为减少反环物的生成，应注意以下几点：

① 反应温度低，有利于反环物的生成。因此，反应温度应快速达到 260 ℃，且保持在 260～270 ℃。

② 加大溶剂用量可以降低反环物的生成。从经济的角度，采用溶剂与反应物用量比为 3∶1 比较合适。

③ 用二甲苯或二苯砜为溶剂时，会减少反环物的生成，但价格昂贵。亦可用廉价的工业柴油代替液状石蜡。

【思考题】

（1）请写出 Could-Jacobs 反应的历程，并讨论何种反应条件有利于提高反应收率。

（2）本反应为高温反应，试举出几种高温浴装置，并写出安全注意事项。

（五）1-乙基-7-氯-6-氟-1,4-二氢-4-氧喹啉-3-羧酸乙酯（乙基物）的制备

在装有搅拌器、回流冷凝管、温度计、滴液漏斗的 250 mL 四颈烧瓶中，加入环合物 25 g、无水碳酸钾 30.8 g、DMF 125 g，搅拌，加热到 70 ℃，于 70～80 ℃下，在 40～60 min 内滴加溴乙烷 25 g。滴加完毕，升温至 100～110 ℃，保温反

应 6~8 h,反应完毕,减压回收 70%~80% 的 DMF,降温至 50 ℃ 左右,加入 200 mL 水,析出固体,过滤,水洗,干燥,得粗品,用乙醇重结晶。

【注意事项】

(1) 反应中所用 DMF 要预先进行干燥,少量水分对收率有很大影响,所用无水碳酸钾需炒过。

(2) 溴乙烷沸点低,易挥发,为避免损失,可将滴液漏斗的滴管加长,插到液面以下,同时注意反应装置的密闭性。

(3) 反应液加水是要降至 50 ℃ 左右,温度太高会导致酯键水解,过低会使产物结块,不易处理。

(4) 环合物在溶液中酮式与烯醇式有一平衡,反应后可得到少量乙基化合物,该化合物随主产物一起进入后续反应,使生成 6-氟-1,4-二氢-4-氧代-7-(1-哌嗪基)喹啉(简称脱羧物),成为诺氟沙星中的主要杂质。不同的乙基化试剂,O-乙基产物生成量不一样,采用 $BrCH_2CH_3$ 时较低。

(5) 滤饼洗涤时要将颗粒碾细,同时用大量水冲洗,否则会有少量 K_2CO_3 残留。

(6) 乙醇重结晶操作过程:取粗品,加入 4 倍量的乙醇,加热沸腾,溶解。稍冷,加入活性炭,回流 10 min,趁热过滤,滤液冷却至 10 ℃ 结晶析出,过滤,洗涤,干燥,得精品,测熔点(144~145 ℃)。母液中尚有部分产品,可以浓缩一半体积后,冷却,析晶,所得产品亦可用于下步投料。

【思考题】

(1) 对于该反应,请找出其他的乙基化试剂,略述其优缺点。

(2) 该反应的副产物是什么? 简述减少副产物的方法。

(3) 采用何种方法可使溴乙烷得到充分合理的利用?

(4) 如减压回收 DMF 后不降温,加水稀释,对反应有何影响?

(六) 1-乙基-7-氯-6-氟-1,4-二氢-4-氧喹啉-3-羧酸(水解物)的制备

在装有搅拌器、冷凝管、温度计的三颈烧瓶中加入 20 g 乙基物以及碱液(由氢氧化钠 5.5 g 和蒸馏水 75 g 配成),加热至 95~100 ℃,保温反应 10 min。冷却至 50 ℃,加入水 125 mL 稀释,用浓盐酸调 pH 至 6,冷却至 20 ℃,过滤,水洗,干燥,测熔点(若熔点低于 270 ℃,需进行重结晶),计算收率。

【注意事项】

(1) 由于反应物不溶于碱,而产品溶于碱,反应完全后,反应液澄清。

(2) 在调 pH 之前应先粗略计算盐酸用量,快到终点时,将盐酸稀释,以防加入过量的酸。

(3) 重结晶的方法:取粗品,加入 5 倍量上步回收的 DMF,加热溶解,加入活性炭,再加热,过滤,除去活性炭,冷却,结晶,过滤,洗涤,干燥,得精品。

【思考题】

(1) 水解反应的副产物有几种,带入下一步会有何种后果?

(2) 浓盐酸调 pH 快到 6 时,溶液会有何变化? 为什么?

(七) 诺氟沙星的制备

在装有搅拌器、回流冷凝管、温度计的 150 mL 三颈瓶中,投入水解物 10 g、无水哌嗪 13 g、吡啶 65 g,回流反应 6 h,冷却到 10 ℃,析出固体,抽滤,干燥,称重,测熔点,m. p. 为 216~220 ℃,计算收率和总收率。

将上述粗品加入 100 mL 水溶解,用冰醋酸调 pH 至 7,抽滤,得精品,干燥,称重,测熔点,m. p. 为 216~220 ℃,计算收率和总收率。

【注意事项】

(1) 本反应为氮烃化反应,注意温度与时间对反应的影响。

(2) 反应物的 6 位氟亦可与 7 位氯竞争性参与反应,会有氯哌酸副产物生成,最多可达 25%,分离困难,因此需要对该合成方法进行优化。研究发现,采用硼化物与中间体 1-乙基-7-氯-6-氟-1,4-二氢-4-氧喹啉-3-羧酸乙酯(乙基物)形成螯合物,可提高收率,减少副产物。详情见第八、九步。

【思考题】

(1) 本反应中吡啶有哪些作用? 指出本反应的优缺点。

(2) 用水重结晶主要分离什么杂质? 设计几种其他的精制方法并与本法比较。

(3) 通过本实验编制一份工艺流程,并对本工艺路线作出评价。

(八) 改良后的诺氟沙星制备工艺——硼螯合物的制备

在装有搅拌器、冷凝器、温度计、滴液漏斗的 250 mL 四颈烧瓶中,加入氯化锌、硼酸 3.3 g 及少量醋酐(醋酐总计用量为 17 g),搅拌,加热至 79 ℃,反应引发后,停止加热,自动升温至 120 ℃。滴加剩余醋酐,加完后回流 1 h,冷却,加入第六步制备的乙基物 10 g,回流 2.5 h,冷却到室温,加水,过滤,用少量冰乙醇洗至灰白色,干燥,测熔点,m. p. 为 275 ℃(分解)。

【注意事项】

(1) 硼酸与醋酐反应生成硼酸三乙酰酯,此反应到达 79 ℃临界点时才开始反应,并释放出大量热,温度急剧升高。如果量大,则有冲料的危险,建议采用 250 mL 以上的反应瓶,并缓慢加热。

(2) 由于螯合物在乙醇中有一定溶解度,为避免产品损失,最后洗涤时,可先用冰水洗涤,温度降下来后,再用冰乙醇洗涤。

【思考题】

(1) 搅拌快慢对该反应有何影响?

(2) 加入乙基物后,反应体系主要有哪几种物质?

(九) 改良后的诺氟沙星制备工艺——诺氟沙星的制备

在装有搅拌器、回流冷凝管、温度计的三颈烧瓶中,加入螯合物 10 g、无水哌嗪 8 g、二甲亚砜(DMSO)30 g,于 110 ℃反应 3 h,冷却至 90 ℃,加入 10% NaOH 20 mL,回流 2 h,冷却至室温,加 50 mL 水稀释,用乙酸调 pH 至 7.2,过滤,水洗,得粗品。在 250 mL 烧杯中加入粗品及 100 mL 水,加热溶解后,冷却,用乙酸调 pH 至 7,析出固体,抽滤,水洗,干燥,得诺氟沙星,测熔点,m. p. 为 216~220 ℃。

【注意事项】

(1) 硼螯合物可以利用 4 位羰基氧的 p 电子向硼原子轨道转移的特性,增强诱导效应,激活 7 位 Cl,钝化 6 位 F,从而选择性地提高哌嗪化收率,能彻底地防止诺氟沙星的生成。

（2）由于诺氟沙星溶于碱，如反应液在加入 NaOH 回流后澄清，表示反应已进行完全。

（3）过滤粗品时，要将滤饼中的乙醇盐洗净，防止带入精制过程，影响产品的质量。

【思考题】

（1）试从收率、操作难易、单耗等方面比较两种合成方法。

（2）从该反应的特点出发，选择几种可以替代 DMSO 的溶剂或溶剂系统。

英文缩略词表

中文名	英文名	缩写
偶氮二异丁腈	Azobisisobutyronitrile	AIBN
过氧乙酸	Ethaneperoxoic acid	AcOOH
苄基	Benzyl	Bn
叔丁氧羰基	t-Butoxycarbonyl	Boc
苯甲酰基	Benzoyl	Bz
苄氧羰基	Benzoxycarbonyl	Cbz
N,N′-碳酰二咪唑	N,N′-carbonyldiimidazole	CDI
丙酮	acetone	CP
化学纯	Chemically pure	CP
环己酮	Cyclohexanone	CYC
环己烷	Cyclhexane	CYH
二氯甲烷	Dichloromethane	DCM
偶氮二羧酸二乙酯	Diethyl azodicarboxylate	DEAD
稀释	Dilution	Diln
N,N-二异丙基乙胺	N,N-diisopropylethylamine	DIPEA
蒸馏	Distillation	Dist
4-二甲氨基吡啶	4-Dimethylamiopyridine	DMAP
N,N-二甲基甲酰胺	N,N-dimethylformamide	DMF
二甲基亚砜	Dimethyl sulfoxide	DMSO
乙醇	ethanol	EA

续表

中文名	英文名	缩写
乙酸乙酯	Ethyl acetate	EAC
乙氧亚甲基丙二酸二乙酯	Diethyl ethoxymethylenemalonate	EMME
萃取	Extract	Ext
蒸发	Evaporate	Evap
六甲基磷酰胺	Hexamethylphosphoramide	HMPA
乙酸异丁酯	Isobutyl acetate	IBAC
异丁醇	Isobutyl alcohol	IBA
异丙醇	Isopropyl alcohol	IPA
六甲基二硅烷重氮锂	Li hexamethyldisilazide	LHMDS
乙酸甲酯	Methyl acetate	MAC
甲氧基乙醇醚	Methyl cellosolve	MCS
间氯过氧苯甲酸	m-Chloroperbenzoic acid	MCPBA
丁酮	Methyl ethyl ketone	MEK
甲基异丁酮	Methyl isobutyl ketone	MIBK
甲醇	Methanol	MT
正丁醇	n-Butyl alcohol	NBA
N-溴-丁二酰亚胺	N-bromo-succinimide	NBS
正丙醇	n-Propyl alcohol	NPA
N-甲基二吡咯烷酮	N-methyl-2-pyrrolidinone	NMP
苯	Benzene	PhH
多聚磷酸酯	Polyphosphoric ester	PPE
薄层色谱法	Thin-layer chromatography	TCL
三氯甲烷(氯仿)	Trichloromethane	TCM
三乙胺	Triethylamine	TEA
三氟甲磺酰基	Triflyl	Tf
四氢呋喃	Tetrahydrofuran	THF

续表

中文名	英文名	缩写
甲苯	Toluene	TL
三甲基氯硅烷	TMS-chloride	TMSCl
三苯甲基	Trityl	Tr
对甲基磺酰氯	Tosyl cholride	TsCl
二甲苯	Xylene	XY

参 考 文 献

［1］ 孙铁民. 药物化学实验[M].2 版.北京:中国医药科技出版社.

［2］ 赵宏,陈毅平. 药物化学实验[M]. 北京:化学工业出版社,2020.

［3］ 徐萍. 药物化学实验教程[M]. 北京:北京大学医学出版社,2010.

［4］ 尤启冬. 药物化学实验与指导[M]. 北京:中国医药科技出版社,2008.

［5］ 王洋. 药物化学实验指导[M]. 上海:复旦大学出版社,2012.

［6］ 袁吕江. 药物化学实验教材[M]. 北京:科学出版社,2015.

［7］ 李雯,刘宏民. 药物化学实验双语教程[M]. 北京:化学工业出版社,2019.

［8］ Zhao Y,Gu Q,Morris-Natschke S L,et al. Incorporation of privileged structures into bevirimat can improve activity against wild-type and bevirimat-resistant HIV-1 [J]. J. Med. Chem. ,2016,59(19):9262-9268.

［9］ Yan M,Ma X D,Dong R Q,et al. Synthesis and antibacterial activity of 4′-O-(trans-β-arylacrylamido)carbamoyl azithromycin analogs [J]. Eur. J. Med. Chem,2015,103:506-515.

［10］ 吴亚先,胡钟,何黎琴,等. 藤黄酰甘氨酸的合成及体外抗肿瘤活性测试[J].化学世界,2012,3:194-197.

［11］ 何黎琴,杨琦,吴亚先,等. N-苄基苦参醇-苯磺酰呋咱杂合物的合成及其抗肝癌活性[J]. 药学学报,2015,50 (5):574-578.

［12］ 张艳春,李家明,王杰,等. 具有去甲斑蝥素结构的 HDAC 抑制剂的设计与合成[J]. 安徽医药,2015(6):1065-1067.

［13］ 柏志伟,程锡强,何黎琴. 丹皮酚乙酸哌嗪盐的合成[J]. 安徽化工,2016,42(4):35-36.

［14］ 田德美. 乙酰水杨酸(阿司匹林)的制备及纯化实验教学研究[J]. 大学化学,2020,36(2):1-6.

［15］ 李进京，李林博，吴义班，等.《药物合成反应》实验教学内容改革与实践［J］.
化工时刊，2019(9):36-37.

［16］ Miri R，Javidnia K，Hemmateenejad B，et al. Synthesis，cytotoxicity，QSAR，
and intercalation study of new diindenopyridine derivatives［J］. Bioorganic &
Medicinal Chemistry，2004(12):2529-2536.

［17］ 陈艳君，史海波，刘艳，等. 4-二甲氨基吡啶催化合成苯妥英钠的研究［J］. 化
学试剂，2020，42(9)：1108-1111.

［18］ 尤启冬. 药物化学［M］.3 版.北京:化学工业出版社，2020.

［19］ 闻韧. 药物合成反应［M］. 北京:化学工业出版社，2017.